MW01383919

Eet vir

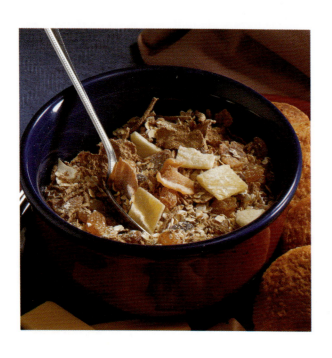

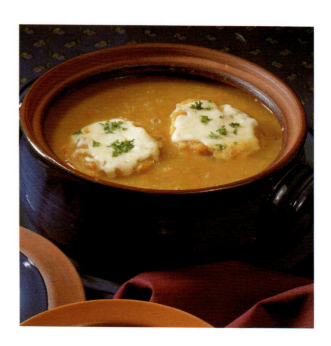

Volgehoue Energie

Liesbet Delport • Gabi Steenkamp

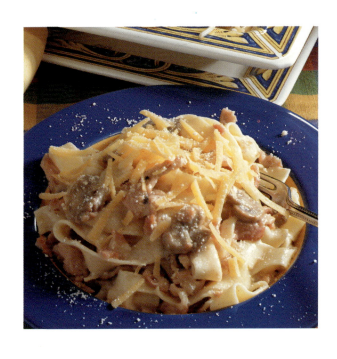
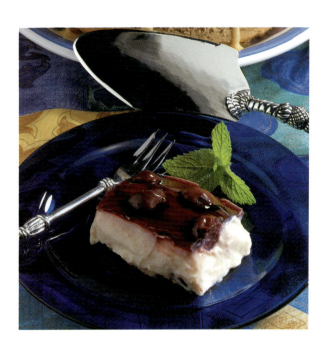

OPDRAG

Vir almal met diabetes wat so lank "spesiale" kosse sonder
suiker, en wat dikwels soos karton gesmaak het, moes eet.
Danksy die glukemiese indeks kan hulle nou normale,
laevet-, lae-GI-kosse saam met almal geniet.

Tafelberg-Uitgewers
Heerengracht 40
Kaapstad

Registrasienommer: 1951/002378/07
Eerste uitgawe 2000

20 19 18 17 16 15 14 13 12 11 10

Uitgewer   Anita Pyke
Redakteur   Elizé Lübbe
Vertaler   Louise Vorster
Ontwerper   Etienne van Duyker, ALINEA STUDIOS
Voedselstileerder   Engela van Eyssen
Fotograaf   Willie van Heerden
Produksiebestuurder   James Hart

Reproduksie deur Hirt & Carter, Kaapstad
Gedruk en gebind deur Mills Litho, Maitland

ISBN 0 624 03867 X

Erkennings
Ons wil graag vir Jan Delport, wat hierdie projek bestuur het,
bedank. Sonder sy bydrae sou die boek nie wees wat dit vandag
is nie. 'n Groot dankie ook aan ons gesinne vir hul geduld en
hulp met die voorbereiding en toets van al hierdie geregte totdat
hulle perfek was.

Ons wil die Pick 'n Pay Health Hotline bedank vir die finansiële
bystand met die koste van die bestanddele vir die fotografie van
die geregte, asook die Droëbone Produsente Organisasie vir hul
ondersteuning tydens die saamstel van hierdie boek. Dankie ook
aan Binuns van Pretoria vir die leen van rekwisiete, asook aan
Woolworths vir dié wat op bladsye 5, 33, 41 en 71 gebruik is.

Laaste, maar nie die minste nie, wil ons die uitgewer, Dick Wilkins,
Anita Pyke en die redakteur Elizé Lübbe bedank vir die vertroue wat
hulle in die projek gehad het.

Ons bring ook nederig hulde aan die hulp van ons Hemelse Vader
om hierdie boek tot uitvoer te bring.

Inhoud

SKRYWERS SE VOORWOORD

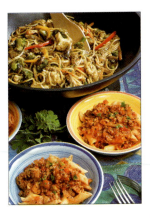

Die Glukemiese Indeks (GI) is 'n betreklik nuwe voedingkundige werktuig wat só 'n diepgaande positiewe invloed op al ons pasiënte se gesondheid gehad het, dat ons voel ons moet dié kennis met so veel as moontlik mense deel. Stabiele bloedglukosevlakke is vir almal baie belangrik en deur die beginsels van die glukemiese indeks toe te pas, kan almal 'n verbeterde lewensgehalte ervaar.

Dit was vir ons 'n groot uitdaging en ook baie pret om werklik smaaklike geregte met lae-GI-bestanddele te ontwikkel. Deur Jennie Brand Miller e.a. se boek, *The GI Factor,* as ons uitgangspunt te gebruik, het ons geslaag, tot groot verbasing van ons mees kritiese koskritici – ons gesinne.

Die oogmerk van dié boek is om diegene wat nie bekend is met die GI-konsep nie, te leer hoe om dit daagliks toe te pas. Hoë cholesterol, hoë bloeddruk, jig, hoë trigliseriede, diabetes, lae bloedsuiker en oorgewig begin dikwels in die kombuis en om hierdie toestande of siektes te voorkom en te behandel, moet ons die kossoorte wat ons eet en die manier waarop dit voorberei word, weer onder oë neem.

Hierdie boek is geskryf as 'n praktiese handleiding en is die eerste van sy soort in Suid-Afrika. Dit dra die goedkeuring weg van die Hartstigting van Suid-Afrika, die Glycaemic Index Foundation of South Africa (GIFSA), die Suid-Afrikaanse Diabetiese Vereniging (SADA), die Vereniging vir Dieetkunde van Suid-Afrika (SADA), The Institute for Sports Nutrition International (TISNI), die Departement van Gesondheid, Direktoraat Voedselbeheer, en Mede-Professor Jennie Brand Miller van die Universiteit van Sydney, Australië, wat ook een van die skrywers van *The GI Factor* is.

Vir nog inligting oor die Glukemiese Indeks, insulien-metabolisme, die simptome en voorkoming van diabetes, Jack Spratt, ens., besoek die webwerf van die Glycaemic Index Foundation of South Africa by: www.gifoundation.com of e-pos Gabi Steenkamp by: gabist@mweb.co.za of Liesbet Delport by: dellas@mweb.co.za.

Ons hoop julle sal die geregte net soveel geniet as wat ons dit geniet het om hulle te ontwikkel!

Liesbet Delport (Geregistreerde Dieetkundige)
en
Gabi Steenkamp (Geregistreerde Dieetkundige)

WAT ANDER TE SÊ HET OOR
EET VIR VOLGEHOUE ENERGIE

DIE HARTSTIGTING VAN SUID-AFRIKA beveel dié boek aan as 'n gesonde, normale manier van eet vir die hele gesin en bevolking. As 'n mens daagliks maaltye uit dié boek eet, sal dit beslis die hart gesond hou en kan dit selfs koronêre hartsiekte, een van die grootste oorsake van dood in ons land, voorkom.

DIE SUID-AFRIKAANSE DIABETIESE VERENIGING (SADA) gee sy volle goedkeuring aan hierdie resepteboek, want al die resepte verskaf uitstekende bloedglukosebeheer. Dit maak dit moontlik om normale kos te eet, want suiker hoef nou nie meer geheel en al uit die dieet uitgesluit te word nie, mits die maaltye laevet is en 'n lae GI het. Al die geregte in dié resepteboek is laevet en lae-GI, en dus geskik vir alle diabete. Dit help ook met die voorkoming van diabetes, iets wat die hele bevolking raak.

LIESBET KOORNHOF, Geregistreerde Dieetkundige en President van die Vereniging vir Dieetkunde van Suid-Afrika (SADA), sê: 'Veels geluk met die ontwikkeling van 'n baie praktiese nuwe resepteboek! Die GI is 'n konsep wat baie nuttig is by die saamstel van diëte vir individue wat probleme ondervind met glukose- en insulien-metabolisme, byvoorbeeld diabete en mense wat oorgewig is of ly aan hoë bloeddruk en verhoogde bloedlipiedvlakke. Dié boek sal ook dieetkundiges en hul kliënte help om suksesvol te wees met die praktiese implementering van dieetkundige voorskrifte wat maklik klink, maar grys hare veroorsaak as dit kom by die voorbereiding van smaaklike, voedsame maaltye en happies.'

DR. PAULA VOLSCHENK, Geregistreerde Dieetkundige, Brittanje (sy is 'n geakkrediteerde sportdieetkundige in die VK, maar praktiseer in Suid-Afrika), en besturende direkteur van The Institute for Sports Nutrition International sê: 'Individue wat gewig wil verloor en sportmanne en -vroue wat 'n hoë vlak van uithouvermoë moet volhou, kom dikwels te staan voor hipoglisemie of lae bloedsuiker. Dit lei dikwels daartoe dat die oorgewig persoon die dieet laat vaar, of die sportman of -vrou nie op sy of haar beste presteer nie. Bloedsuiker-hoogtepunte en die lae bloedglukosevlakke wat soms daarop volg, is vir party mense 'n baie groot probleem. Hierdie lae-GI- en laevetresepte, as dit saam met 'n algehele laevet-eetplan gebruik word, sal help om bloedsuikervlakke te stabiliseer sonder enige gewigtoename. Veels geluk aan die skrywers vir 'n aantal interessante en smaaklike geregte. Baie mense sal hul algehele produktiwiteit en prestasie met *Eet vir Volgehoue Energie* kan verbeter.'

JENNIE BRAND MILLER PhD, Mede-Professor in Menslike Voeding, Universiteit van Sydney, Australië, en die skrywer van *The GI Factor* en *The Glucose Revolution*, sê: 'Die glukemiese indeks van voedsel word nou regoor die wêreld beskou as 'n wetenskaplik geldige metode om verskillende kossoorte se potensiaal om die bloedsuikervlakke te laat styg, uit te druk. Dit het baie van die ou idees die nek ingeslaan – suiker is nie so sleg vir ons as wat ons gedink het nie! Die hoogste voedingkundige liggaam ter wêreld (FAO/ WHO) het aanbeveel dat almal 'n hoë-koolhidraatdieet, gebaseer op kossoorte met 'n lae glukemiese indeks, volg. Hoe jy dit gaan bereik, sal afhang van jou lewenstyl en kultuur. Liesbet Delport en Gabi Steenkamp kan geluk gewens word met *Eet vir Volgehoue Energie* wat heerlike etes met 'n lae glukemiese indeks verskaf, saam met nuttige wenke oor hoe om die glukemiese indeks te gebruik.'

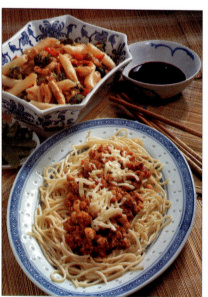

VOORWOORD

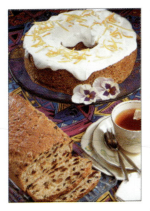

Diabete is jare lank getraumatiseer, eers deur die diagnose, maar veel meer deur die tradisionele diabetiese dieetriglyne wat daarna voorgeskryf is, veral die 'geen suiker' vereiste. Diabete het dikwels gewetenswroeging ervaar omdat hulle nie by die voorgeskrewe dieet kon hou nie. Hulle het dus die 'prisoniers van 'n dieet' geword, iets wat onder die beste omstandighede moeilik was om te volg en baie opofferinge geverg het.

Die afgelope twee dekades het wetenskaplikes begin om die fisiologiese uitwerking van verskillende koolhidrate op die liggaam beter te verstaan. Die hoeveelheid en tipe koolhidrate is nie absolute bepalers van bloedsuikervlakke nie. Wat regtig saak maak, is die tempo waarteen koolhidrate verteer en geabsorbeer word. Dus, in enige pogings om flukturende bloedsuikervlakke te stabiliseer, sal die kritieke elemente die gebruik wees van 'n werktuig wat die liggaam se reaksie op die koolhidraatvoedsel reflekteer, asook 'n deeglike begrip van al die faktore wat 'n invloed kan hê, ongeag of dit negatief of positief is.

Daar is bevind dat die Glukemiese Indeks (GI) van voedselsoorte 'n akkurate en suksesvolle hulpmiddel is om mense te leer hoe om 'n bestendige bloedsuikervlak te verkry en vol te hou. Hoewel dit maklik is om die Glukemiese Indeks te gebruik om hul kossoorte beter te kies, is die meeste mense steeds onkundig oor hoe om die voorgestelde dieetriglyne in hul daaglikse roetine toe te pas. Met behulp van dié resepteboek word dit 'n moeitevrye proses. Waardevolle wenke en inligting by elke resep maak dié boek nog meer bruikbaar en prakties vir almal wat gesondheidsbewus is. Die bykomende inligting oor die vet-, vesel- en natriuminhoud vergroot die nut daarvan, nie slegs vir diabete nie, maar ook vir diegene wat aan koronêre hartsiekte en hipoglisemie ly, sportmanne en -vroue, en verslankers.

Vereistes vir aansprake ten opsigte van die Glukemiese Indekswaarde van koolhidraatryke kossoorte is ingesluit in die Voorgestelde Nuwe Konsepregulasies ten opsigte van Voedselverpakking. Verbruikers kan dus verseker wees dat die GI-konsep 'n betroubare en praktiese manier is om effektiewe bloedsuikerbeheer te verseker.

Antoinette Booyzen
Geregistreerde Dieetkundige
Departement van Gesondheid, Direktoraat Voedselbeheer.

INLEIDING

Almal wil graag volgehoue energie hê; tog hoor 'n mens daagliks hoe mense kla dat hulle altyd moeg is, geen energie het nie en chronies uitgeput voel. Ons glo die antwoord op hierdie probleem lê in die voorbereiding en eet van die geregte in hierdie boek. 'n Laevetdieet en die bestudering en gebruik van die Glukemiese Indeks (GI) kan vir 'n mens 'n eindelose bron van energie gee. Dit sal nie meer nodig wees om jou toevlug te neem tot allerhande ander hulpmiddels soos kafeïen of tonikums om jou op te kikker, en alkohol of sigarette om jou te laat ontspan nie.

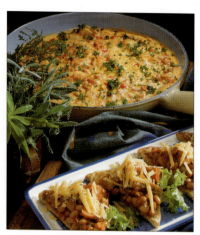

Koolhidrate is die liggaam se brandstof en as jy die regte soort op die regte tyd inneem, behoort jy altyd genoeg energie te hê en nie party dae op die kruin van die golf en ander kere in die donkerste dieptes te wees nie. 'n Laevet-, lae-GI-dieet reguleer bloedglukosevlakke, sodat jy altyd goed sal voel.

Vroeër is aanvaar dat komplekse koolhidrate of stysels soos aartappels, mieliemeel en brood stadig verteer het en opgeneem is, sodat bloedglukosevlakke net effens gestyg het. Aan die ander kant is daar geglo dat eenvoudige suikers vinnig verteer het en opgeneem is, sodat bloedglukose vinnig en skerp gestyg het. Ons weet nou dat dié aannames verkeerd was en dat niemand, ook nie diabete nie, suiker meer heeltemal hoef te vermy nie, solank hulle dit reg gebruik. Om die waarheid te sê, ons weet nou dat suiker 'n effens gunstiger uitwerking op die bloedglukose van gesonde mense sowel as diabete het as aartappels, brood en 'n paar ander styselkosse wanneer dié alleen geëet word.

Gedurende die dertigerjare reeds het wetenskaplikes die tradisionele beskouing dat die metaboliese uitwerking van koolhidrate voorspel kon word deur hulle as óf eenvoudig óf kompleks te klassifiseer, begin bevraagteken. Gedurende die sewentigerjare het navorsers soos Otto en Crapo die glukemiese uitwerking van 'n reeks voedselsoorte met koolhidrate ondersoek. Om die interpretasie van data in hierdie verband te standaardiseer, het Jenkins en kollegas by die Universiteit van Toronto, Kanada, in 1981 die Glukemiese Indeks (GI) ingevoer.

Die **Glukemiese Indeks (GI)** is 'n klassifikasie van voedselsoorte ten opsigte van hul werklike uitwerking op bloedglukosevlakke.

Dié navorsing het die aanname dat gelyke hoeveelhede koolhidrate uit verskillende voedselsoorte eenderse glukemiese reaksies tot gevolg het, verkeerd bewys. Verder het die navorsers tot die gevolgtrekking gekom dat die koolhidraat-ruillyste wat die dieet van die meeste diabete gereguleer het, nie 'n ware weergawe is van die fisiologiese uitwerking van voedselsoorte nie en dus nie voldoende is vir die beheer van bloedglukose nie. Wetenskaplikes het die afgelope twee dekades met navorsing bewys dat dit nie soseer die **hoeveelheid** koolhidraat is wat die fisiologiese reaksie van die liggaam bepaal nie, as **die tempo waarteen dit verteer en opgeneem word**.

Navorsing wat sedertdien wêreldwyd gedoen is, bevestig dat die nuwe manier van voedselklassifikasie, volgens die werklike uitwerking daarvan op bloedglukose, wetenskaplik meer korrek is.

Vervolgens is die **Glukemiese Indeks (GI) faktor** ontwikkel waarvolgens **voedselsoorte op 'n skaal van 0–100 ingedeel word**, na gelang van hul **werklike uitwerking op bloedglukosevlakke**.

Glukose word gereken as 100, want dit laat bloedglukose die skerpste en vinnigste styg. Alle ander voedselsoorte word ingedeel met betrekking tot glukose. Omdat die GI-klassifikasie berus op die werklike uitwerking van voedselsoorte op bloedglukosevlakke en nie op veronderstellings nie, is dit baie akkurater vir die regulering van bloedglukosevlakke. Met die GI-beginsel kan diabete, persone wat ly aan lae bloedsuiker (hipoglukemie), kinders met aandaggebrek-hiperaktiwiteit-sindroom, sowel as sportmense hul bloedglukose optimaal beheer. Wanneer die GI-beginsel saam met 'n laevetdieet gebruik word, kan trigliseriede sowel as bloeddruk verlaag word en HDL-cholesterol ('goeie' cholesterol) verhoog word. Vir diegene wat gewig wil verloor, het die verhoogde gevoel van versadiging en die feit dat minder insulien ('n vetopgaarder) afgeskei word deur 'n lae-GI-dieet, beter vetverlies tot gevolg.

Selfs mense wat ly aan kanker, jig en prikkelbare derm-sindroom kan baat vind by 'n laevetdieet en die GI-beginsel. Voedselsoorte met 'n lae GI stel glukose stadig en reëlmatig in die bloedstroom vry en voorkom oormatige insulienafskeiding. Hoë insulienvlakke kom voor by alle siektes van ons moderne lewenstyl, soos hoë bloeddruk, hoë cholesterol, hoë trigliseriede, diabetes, hipoglukemie, AGHS, vetsug en koronêre hartsiekte.

Behalwe hul **lae GI**, het al die resepte in dié boek ook 'n **lae vetinhoud**. Vet, veral versadigde vet, in die dieet is die hoofoorsaak van hartsiekte, hoë cholesterol, oorgewig, kanker, hoë bloeddruk en jig. Boonop word prikkelbare derm-sindroom vererger deur 'n hoë vetinname, en is vet die belangrikste voedselverwante bevorderaar van kanker. Vet belemmer ook die effektiewe werking van die liggaam se insulien, wat weer diabetes veroorsaak. Daar is ook bevind dit is vet wat vet maak, en nie soseer koolhidrate (stysels en suikers) nie. Dit is vir die liggaam maklik om voedselvet in liggaamsvet te omskep, terwyl dit heelwat energie verg om koolhidrate en proteïen in liggaamsvet te verander. Maer mense volg gewoonlik 'n laevetdieet met baie koolhidrate en matige hoeveelhede proteïen. Vet mense volg hoëvet-diëte. Nie meer as 30% van die totale energie in ons dieet behoort uit vet te kom nie. In dié boek word die vetinhoud van elke porsie beperk tot sowat 10 g (of minder) (kyk ook bladsy 24).

HOE DIE GLUKEMIESE INDEKS BEPAAL WORD

Die bloedglukosereaksie (BGR) op glukose van minstens 8–12 persone per voedselsoort wat getoets word, word op drie verskillende tye in elke persoon getoets. Die gemiddelde telling is die BGR van daardie persoon. Die bloedglukosereaksie op glukose word geneem as 100. Glukose word vinnig uit die dunderm opgeneem en veroorsaak gewoonlik die skerpste en vinnigste styging in bloedglukose van alle voedselsoorte. Bloedglukosereaksies op alle ander koolhidraatvoedsels word ook gemeet met werklike bloedtoetse op dieselfde 8–12 persone per voedselsoort wat getoets word, en geklassifiseer met betrekking tot glukose vir dié spesifieke persoon. Die gemiddelde GI van die voedselsoort vir die groep is die GI-waarde wat gebruik word vir alle mense in die algemeen. Die GI van 'n voedselsoort is dus 'n aanduiding van sy vermoë om bloedglukose te laat styg. Die GI van 'n spesifieke voedselsoort is dikwels nie wat 'n mens sou verwag nie. Die GI van bruinbrood is byvoorbeeld 80, terwyl dié van versoete laevet-vrugtejogurt slegs 33 is. Alle koolhidraatbevattende voedselsoorte moet dus getoets

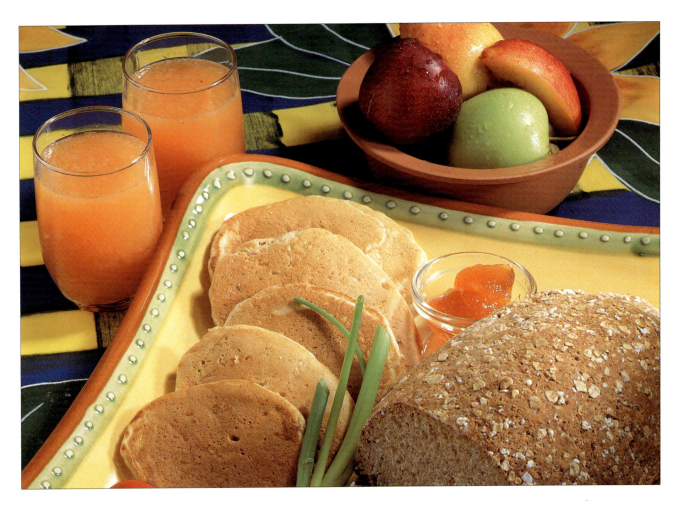

word om hul GI te bepaal. 'n Mens kan jou lelik misgis as jy die GI van 'n voedselsoort probeer raai. Die GI van meer as 600 voedselsoorte is reeds wêreldwyd vasgestel en nog soorte word elke week getoets, in die buiteland sowel as in Suid-Afrika.

FAKTORE WAT DIE GLUKEMIESE INDEKS (GI) BEPAAL

Voortgesette studies het getoon dat die liggaam se reaksies op voedsel baie meer gekompliseerd is as wat aanvanklik gemeen is. Die volgende faktore beïnvloed die vertering en absorpsie van koolhidrate en dus die uitwerking van voedsel op bloedglukose-vlakke. Met ander woorde, die faktore beïnvloed die GI van die voedsel, wat op 'n numeriese skaal aandui hoe koolhidraatbevattende voedselsoorte bloedsuikervlakke beïnvloed.

Die graad van styselgelatinering

Stysel gelatineer wanneer die styselkos aan vloeistof en hitte (m.a.w. die gaarmaakproses) blootgestel word. Wanneer hitte teenwoordig is, verbind die water met stysel, bv. meel, en die meel gelatineer. Wanneer aartappels gekook word, laat die hitte en water die harde, kompakte korreltjies, wat rou aartappels moeilik maak om te verteer, uitswel. Van die korreltjies bars inderdaad oop en die individuele styselmolekule word vrygestel. Dieselfde gebeur wanneer 'n sous met meel of mielieblom verdik word; laasgenoemde word deur die vloeistof in die sous gegelatineer. Om hierdie rede het baie fyngebak wat suiker bevat in werklikheid 'n laer GI as dié daarsonder. Die suiker verbind met die water, wat verhoed dat dit met die meel verbind; sodoende word gelatinering voorkom. Hoe minder stysel gegelatineer word, hoe stadiger word dit verteer en opgeneem. Dit sal dus 'n laer GI hê.

Partikelgrootte

Ongemaalde graan soos heel koring, heel mielies en heel rog het baie laer GI-waardes as meel wat van dieselfde graansoorte gemaak word.

Prosessering

Maal, klits, meng, fynmaak en verfyning van kossoorte verhoog die GI daarvan, daarom beperk ons die mate waarin die bestanddele in die resepte geklop, versap of geprosesseer word.

Die chemiese samestelling van stysel

Stysels, soos rys, kan verskillende styselstrukture hê, wat hul verteerbaarheid beïnvloed. Party soorte rys, soos basmati-rys, bevat meer amilose. Amilose bestaan uit lang, reguit glukosemolekuulkettings wat dig op mekaar gerangskik is, en moeiliker verteer. Ander rys, met 'n hoër amilopektien-inhoud, verteer baie makliker en het dus 'n baie hoër GI. Amilopektien is vertakte kettings van glukose wat groter en oper gerangskik is; dit het dus 'n baie laer digtheid en verteer makliker.

Vesel: tipe en inhoud

Voedselsoorte wat oplosbare vesel bevat, soos hawermout en peulgroente, verlaag die GI deurdat hulle maaglediging vertraag. Onoplosbare vesel, soos dié in spysverteringsemels, het feitlik geen uitwerking op die verteerbaarheid van die koolhidraatkosse waarin dit aangetref word nie. Kos met semels het dus nie 'n laer GI as kos sonder semels nie. Bruinbrood en witbrood het byvoorbeeld amper dieselfde GI. In baie groot hoeveelhede kan semels egter die GI van die kos verlaag, soos in die geval van Hi-Fibre Bran-ontbytgraan.

Suiker

Suiker kan die GI van voedsel met 'n baie hoë GI verlaag omdat die suiker met die stysel wedywer om die vloeistof wat gelatinering veroorsaak. 'n Goeie voorbeeld hiervan is Rice Krispies, wat 'n hoë GI het. Wanneer dit met suiker bedek is, is die GI laer; Strawberry Pops het dus 'n laer GI as Rice Krispies! Soos reeds genoem, kan suiker ook die GI van gebak verlaag, want dit is geneig om met die vloeistof in die mengsel te verbind, wat verhoed dat dit met die meel verbind, en sodoende voorkom dit gelatinering.

Proteïen en vet

Die aanwesigheid van proteïen en vet in kos kan die GI verlaag. Dit is egter nie raadsaam om te veel proteïen of vet te eet nie. Proteïen is geneig om die liggaam se insulienvoorraad uit te put, en vet verminder die effektiwiteit van insulien. Proteïen ooreis ook die niere en te veel daarvan kan lei tot osteoporose, artritis en jig.

Antinutriënte

Fitate, lektiene en polifenole (tanniene) vertraag normaalweg spysvertering, dus word die GI verlaag.

Suurgehalte

Hoe suurder 'n voedselsoort is, hoe laer is sy GI. 'n Suur Granny Smith-appel sal byvoorbeeld 'n laer GI hê as 'n soet Golden Delicious-appel.

Gaarmaak

Die gaarmaakproses verhoog die verteerbaarheid van kos en sal dus die GI daarvan verhoog.

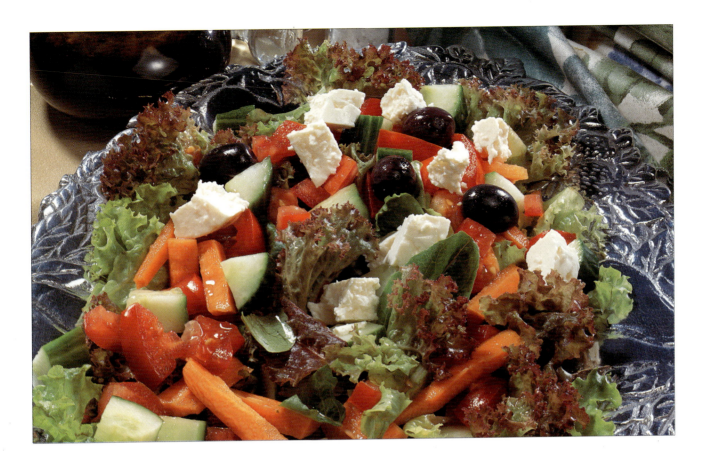

Weerstandige stysel

Weerstandige stysel ontwikkel somtyds in gekookte, afgekoelde stysels, groente en vrugte en verlaag die GI effens, veral in die geval van mieliemeel. So het gaar, koue mieliepap 'n laer GI as die warm, vars bereide pap.

Eettempo

Studies toon dat bloedglukosevlakke stadiger styg wanneer 'n mens stadiger eet.

HOE OM DIE GLUKEMIESE INDEKS VIR JOU TE LAAT WERK

Alle voedselsoorte met 'n GI van 55 of minder is koolhidrate wat stadig vrygestel word en is die beste vir onaktiewe en oorgewig persone, vir sportmense een tot twee uur voor 'n oefensessie, en diabete, lyers aan hipoglukemie en mense met hoë trigliseriede en AGHS (aandaggebrek-hiperaktiwiteit-sindroom). Stadig vrygestelde koolhidrate voorkom 'n skielike en skerp styging in bloedglukosevlakke en hou bloedglukosevlakke ure lank dieselfde. Dit word **lae-GI-kos** genoem. Die lae-GI-kossoorte is meer vullend en baie minder insulien word vrygestel as wanneer hoë-GI-kos ingeneem word. Lae-GI-kos voorkom dus ook die skerp afname in bloedglukose wat voorkom na die aanvanklike vinnige styging in bloedglukose-vlakke wat gewoonlik ondervind word na hoë-GI-kosse geëet is. Hoë-GI-kos versoorsaak 'n hewige insulienreaksie – die liggaam se manier om die skielike, skerp styging in bloedglukose te hanteer. Dikwels word te veel insulien afgeskei en val bloed-glukosevlakke vinnig tot onder die beginpunt, 'n toestand wat bekend staan as hipoglukemie. Hierdie skommeling van baie hoë tot baie lae bloedglukose-vlakke as gevolg van hiperinsulinisme word nou beskou as 'n bydraende faktor tot die meeste van die lewenstylsiektes. Hierdie siektes word in werklikheid veroorsaak deur hoë insulienvlakke in die bloed en kan grootliks voorkom word as almal laevet-, lae-GI-kosse eet. Navorsers beskou alle voedselsoorte met 'n GI van 62 of laer as 'veilig', hoewel die teoretiese afsnypunt vir 'n lae-GI-kos 55 is.

Aan die ander kant is intermediêre- en hoë-GI-voedselsoorte baie nuttig vir sportmanne en -vroue, tydens en tot 'n uur na 'n oefensessie. Intermediêre-GI-voedselsoorte is dié met 'n GI van tussen 55 en 70. Hulle is die beste in die volgende gevalle:
● na 'n kort oefensessie van lae intensiteit
● die oggend nadat jy die vorige aand geoefen het
● of, vir diabete, direk na matige oefening.

Voedselsoorte met 'n GI van hoër as 70 word beskou as **hoë-GI-voedselsoorte**. Hoë-GI-kos is uitstekend vir die voorkoming van uitputting en hipoglukemie by gereelde deelnemers aan sport na matige tot strawwe oefening. Onder normale omstandighede moet hoë-GI-kos egter deur diabete vermy word, hoewel dit volkome veilig is vir diabete na baie **strawwe** oefening van twee tot drie uur lank. Hoë-GI-kos is ook nuttig tydens 'n 'aanval' van **lae** bloedglukose. Enigiemand wat regdeur 'n oefensessie sy energie wil behou, moet geen hoë-GI-kos eet voor die oefening of wanneer hy of sy onaktief is nie. Eet liewer lae-GI-kos voor oefening en wanneer jy onaktief is.

GESONDE EETGEWOONTES

Hoewel die Glukemiese Indeks (GI) -klassifikasie van koolhidrate, saam met 'n laevetdieet, die beste manier van eet is om te verseker dat jy altyd goed voel, sou hierdie boek onvolledig wees indien ons sou nalaat om te wys op die belangrikheid van gesonde eetgewoontes in die algemeen. Die belangrikste aspek in hierdie verband is om elke oggend ontbyt te eet. Ontbyt is die belangrikste maaltyd van die dag en bepaal hoe jy die res van jou dag gaan voel.

'n Goed gebalanseerde laevet-, lae-GI-ontbyt het 'n stabiliserende uitwerking op bloedglukose, sodat jy teen middagetenstyd net-net weer honger sal wees, sonder dat jou bloedglukose gedurende die oggend die hoogte of die laagte ingeskiet het. Die liggaam kon dus die hele oggend op optimum brandstofvlakke funksioneer.

'n Hoë-GI- en/of hoëvet-ontbyt kan jou die hele dag bewerig, uitgeput en geïrriteerd laat voel. Dit is die gevolg van die hiperinsulinisme (oormatige insulien as gevolg van die styging in bloedglukose na die hoë-GI-kos) wat vroegoggend reeds aan die gang gesit is.

Ontbyt

Ons beveel dus aan dat jy 'n stewige laevet-, lae-GI-ontbyt eet om bloedglukosevlakke die hele oggend lank stabiel te hou.

Ontbyt behoort hoofsaaklik te bestaan uit lae-GI-vrugte, ontbytgraan, pap en/of brood, na gelang van jou energiebehoeftes. Die grootste deel van jou maal behoort lae-GI-koolhidrate te wees (50–60% van die energie).

Voeg hierby 'n bietjie laevetproteïen/-suiwel (10–20% van die energie) in die vorm van laevet-melk en/of -jogurt, laevet-kaas, peulgroente en af en toe 'n eier (nie meer as drie tot vier maal per week nie) of laevet-vis, -hoender of -vleis.

Sorg dat jou ontbyt min vet bevat deur altyd laevet- of vetvrye produkte te gebruik, en deur slegs klein hoeveelhede bykomende vet in die vorm van rou, ongesoute neute (enige soort behalwe Brasiliaanse neute, wat te veel versadigde vette bevat), mono- of poli-onversadigde margarien, grondboontjiebotter, avokado of olyf- of canola-olie te gebruik.

Vrugte is die ideale elfuurtjie, veral vir verslankers en mense wat hul gewig in toom wil hou. Iemand wat nie 'n gewigsprobleem het nie, kan enige laevet-, lae-GI-kos tussenin eet, veral as hulle nie gedurende die dag aktief is nie. (Kyk Ontbyt, bladsy 28, vir idees vir 'n lae-GI-ontbyt.)

Die enigste uitsondering op die lae-GI-reël is as jy voor ontbyt of die vorige aand aan sport deelgeneem het. Na sport of 'n oefensessie in die gimnasium behoort ontbyt te bestaan uit hoë-GI-koolhidrate (50–60% van die energie) (kyk GI-lys, bladsy 26), 'n bietjie laevetproteïen en 'n bietjie vet soos hierbo beskryf. Dit is belangrik om binne die eerste 30–60 minute na voltooiing van die oefensessie 'n hoë-GI-drankie of -kos in te neem, omdat die meeste glukose gedurende dié tyd deur die spiere opgeneem word.

Diabete wat voor ontbyt oefen, moet liewer hul ontbyt-koolhidrate uit die intermediêre-GI-groep kies (kyk GI-lys, bladsy 25), tensy hulle twee tot drie uur lank aktief was; dan kan hulle ook hoë-GI-kos eet. Nie-diabete wat die vorige aand geoefen het, sal waarskynlik 'n goeie bloedglukosereaksie verkry as hulle intermediêre-GI-koolhidrate inneem vir ontbyt, maar diabete moet liewer die volgende oggend lae-GI-koolhidrate inneem.

Middagete

Die neiging is deesdae om middagete oor te slaan. Dit veroorsaak dat bloedglukosevlakke teen aandete baie laag is. Lae bloedglukose laat 'n mens honger, selfs rasend honger voel, wat veroorsaak dat jy jou ooreet. Ons wil dus die belangrikheid van 'n laevet-, lae-GI-middagete wat hoofsaaklik bestaan uit lae-GI-koolhidrate, soos saadbrood, growwe rogbrood, PRO-VITA of enige van die lae-GI-stysels (kyk bladsy 25), sowel as slaai, beklemtoon. Eet hiermee saam 'n bietjie proteïen, soos maer vleis, vis, hoender, laevet-kaas, -melk of -jogurt, of peulgroente. Beperk die vetinhoud van die middagete deur altyd laevet-produkte te gebruik, al die sigbare vet van vleis en die vet en vel van hoender te verwyder voordat dit gaargemaak word, vis te gebruik wat in soutwater ingemaak is, en slegs klein porsies grondboontjiebotter, avokado, 'lite' margarien, laevet-mayonnaise, en olyf- of canola-olie te gebruik. Rond die maal af met lae-GI-vrugte of eet dit later tussen maaltye soos vroeër verduidelik.

Vir idees vir middagete, kyk na die afdelings oor ligte maaltye, slaaie en sop (bladsye 40, 46 en 56).

Soos verduidelik in die afdeling oor ontbyt, is die enigste uitsondering op die lae-GI-reël as jy in die loop van die oggend geoefen het, of as jy vroeg in die oggend minstens een uur lank strawwe oefening gedoen het. In hierdie gevalle is intermediêre-GI-koolhidrate, bv. rogbrood, Ryvita of ander (kyk GI-lys op bladsy 25), 'n beter middagete-keuse vir diabete en hoë-GI-koolhidrate, bv. bruin- of gewone volkoringbrood of iets soortgelyks (kyk GI-lys op bladsy 26), vir nie-diabete. Vir 'n intermediêre-GI-maaltyd word lae-GI-voedselsoorte gekombineer met hoë-GI-voedselsoorte, bv. bruinbrood (hoë GI) met appelkooskonfyt (lae GI) en 'n klein bakkie laevetjogurt (lae GI) met 'n vars appel (lae GI) daarin opgekap. As hoë-GI-brood gekombineer word met een of meer lae-GI-voedselsoorte, word die GI van die maaltyd verlaag tot 'n intermediêre-GI-gemiddelde.

Aandete

'n Lae-GI-ontbyt en -middagete, met of sonder lae-GI-, laevet-versnaperinge tussenin, sal jou genoeg volgehoue energie gee vir die hele dag en voorkom dat jy teen aandete rasend honger is. Baie vroue is oorgewig omdat hulle gedurig peusel terwyl hulle kos maak, en baie mans is oorgewig omdat hulle die yskas plunder die oomblik dat hulle die huis binnestap. As 'n mens elke drie uur oorwegend laevet-, lae-GI-kos eet (nie noodwendig in groot hoeveelhede nie), word glukose stadig en reëlmatig in die bloedstroom vrygestel sonder dat groot hoeveelhede insulien afgeskei word. Die enigste uitsondering op die reël is weer eens oefening, in welke geval hoër GI-voedselsoorte benodig word. Oefening veroorsaak in werklikheid dat die liggaam die hoë-GI-kos (wat na oefening geëet word) gebruik asof dit 'n lae-GI-kos is.

Insulien is 'n hormoon wat vetopberging aanhelp; deur dus insulienvlakke te reguleer en laag te hou, kan 'n mens makliker gewig verloor al eet jy ses tot sewe maal per dag. Lae insulienvlakke bied ook beskerming teen lewenstylsiektes soos oorgewig, diabetes, hoë cholesterol, hoë trigliseriede en hoë bloeddruk, wat almal deur hoë insulienvlakke in die bloed (hiperinsulinisme) veroorsaak en in stand gehou word. Hou in gedagte dat hoë insulienvlakke veroorsaak word deur hoë glukosevlakke in die bloed, en dat hoë bloedglukosevlakke voorkom word deur lae-GI-koolhidrate.

Jou aandete behoort weer eens grotendeels te bestaan uit lae-GI-koolhidrate in die vorm van groente en stysel. Ongeveer twee derdes van jou maal moet bestaan uit lae-GI-stysel en -groente (kyk GI-lys op bladsy 25) en slegs een derde uit proteïen afkomstig van maer vleis, vis of hoender, of ertjies, boontjies, lensies of getekstureerde groenteproteïen. Vegetariërs kan laevetmelk, -jogurt en -kaas, of neute as proteïen gebruik, maar moet in ag neem dat neute uit 50% vet bestaan en dus in beperkte hoeveelhede ingeneem behoort te word. (Vir idees, kyk bladsye 56 en 62–105.)

Slegs nie-diabete wat in die loop van die middag geoefen het, behoort groot porsies aartappels, kapokaartappels, rys, stampmielies, mielierys, pasta gemaak van meel, en ander hoë-GI-stysels vir aandete te geniet. Diabete moet minstens twee tot drie uur lank geoefen het om groot hoeveelhede hoë-GI-stysel te kan inneem.

As nie-diabete wat nie gedurende die dag geoefen het nie hoë-GI-koolhidrate vir aandete inneem, kan hul bloedglukose 'n paar uur later of in die nag daal. As diabete hoë-GI-stysel vir aandete inneem, sal hul bloedglukose sonder uitsondering ongeveer 'n uur na aandete tot bokant 10 mmol/ℓ styg, en hul bloedglukose na die vastydperk die volgende oggend hoog wees, d.w.s. bokant 7 mmol/ℓ Albei hierdie toestande is onwenslik. Deur proteïen en hoër GI-koolhidrate saam te eet, kan die uitwerking van die koolhidrate op die bloedglukose verminder word, maar nie so effektief as wanneer hoër GI-koolhidrate saam met proteïen wat koolhidrate bevat en 'n lae totale lae GI het, bv. laevetmelk en -jogurt en peulgroente, geëet word nie. Dit is omdat die liggaam die GI van die maal beskou as die gemiddelde van die totale hoeveelheid koolhidraat wat tydens 'n spesifieke maaltyd ingeneem word, bv.

Produk	Hoeveel-heid	Hoeveelheid beskikbare koolhidrate	GI van voedsel-soort	Bydrae tot GI van maal
Bruin - brood	2 dun snye	22,1 g	80	51,8
Laevet-melk	250 ml	12,0 g	29,5	10,4
Totaal		34,1 g		62 GI

Indien jy dus koolhidrate met 'n hoër GI wil eet, maar glad nie of nie genoeg geoefen het nie, moet jy liewer laevetmelk en -jogurt of peulgroente saam met jou maal geniet as vleis, vis of hoender.

Vesel

Hierdie afdeling sou weer eens onvolledig wees indien vesel nie genoem word nie. Die meeste Suid-Afrikaners neem nie naastenby die 30–40g vesel in wat die aanbevole daaglikse hoeveelheid is nie. Gevolglik ontwikkel mense hoë cholesterol en hoë bloeddruk, diabetes (baie hoëveselkosse het ook 'n lae GI, hoewel nie almal nie), spastiese kolon (as gevolg van te veel verfynde en te min hoëveselkosse) en kanker, veral kolon- en borskanker.

Vesel is 'n groep plantaardige stowwe wat in die selwande van plante voorkom en wat aan plante hul struktuur en vorm gee. Plantaardige produkte soos stysels, vrugte en groente is die enigste voedselsoorte wat vesel bevat.

Let op dat, hoewel ons elke dag 'n sekere hoeveelheid suiwel en proteïene moet inneem ten einde die nodige kalsium en proteïene vir die opbou van weefsel in te kry, hierdie voedselsoorte, bv. melk, jogurt, kaas, vleis, vis en hoender, geen vesel bevat nie. Peulgewasse en neute is die enigste bronne van proteïene wat ook vesel bevat, maar onthou, neute bevat ook baie vet!

Vesel beweeg so te sê onaangeraak deur die dermkanaal totdat dit die kolon bereik. Daar is twee soorte vesel, nl. wateroplosbare vesel wat voorkom in hawermout, hawersemels, gort, peulgroente, pasta, mielies en sekere vrugte en groente, en vesel wat nie in water oplosbaar is nie en wat voorkom in spysverteringsemels, bruin- en volkoringbrood, koring, bruinrys, ens.

Daar is gevind dat hoë cholesterol en hoë bloeddruk nie slegs veroorsaak word deur 'n dieet wat baie versadigde vet, cholesterol en sout (in die geval van hoë bloeddruk) bevat nie, maar dat 'n laeveseldieet ook grootliks bydra tot dié probleme. Voedselsoorte wat baie oplosbare vesel bevat, soos hierbo gelys, bied spesifiek beskerming teen hierdie Westerse siektes deurdat hulle cholesterol in die dermkanaal bind en sodoende hoë cholesterol en hoë bloeddruk voorkom.

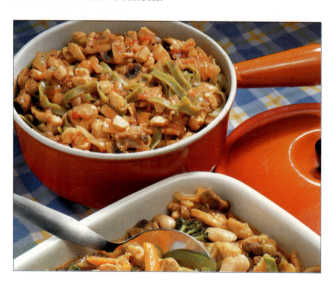

Hoewel nie alle hoëvesel-voedselsoorte die styging van bloedglukose voorkom nie, het die meeste voedselsoorte wat oplosbare vesel bevat 'n lae GI. As hoëvesel-voedselsoorte gereeld ingeneem word in plaas van ander hoëvet-, hoë-GI-voedselsoorte, kan hulle beskerming bied teen tipe 2-diabetes deurdat oormatige insulienafskeiding voorkom word. 'n Voortdurende oorstimulering van insulienafskeiding deur die gereelde inname van hoëvet-, hoë-GI-voedselsoorte, kan lei tot die uitputting van die betaselle in die pankreas wat verantwoordelik is vir insulienproduksie.

Hardlywigheid en kolonkanker kan voorkom word deur 'n hoëveseldieet, deurdat vesel voedsel vinniger deur die dermkanaal laat beweeg. Dit lei tot die vorming van 'n voller, sagter stoelgang, en skadelike karsinogene (kankerwekkende stowwe) bly korter in aanraking met die slymvliese van die kolon. Vesel, veral oplosbare vesel, absorbeer ook vloeistowwe, sodat afvalstowwe sagter en dikker is en makliker uitgeskei word. Daar word ook vermoed dat vesel sekere skadelike stowwe absorbeer en uitskei selfs voordat dit deur die liggaam opgeneem kan word.

'n Laevet-, hoëveseldieet verlaag hoë estrogeenvlakke deurdat vesel estrogeen, een van die vroulike hormone wat borskanker kan veroorsaak as dit in te groot hoeveelhede voorkom, verminder. Hoewel alle soorte vesel 'n beskermende rol speel, is koringvesel en peulgroente skynbaar baie effektief vir die verlaging van die hoeveelheid estrogeen in die liggaam. Volgens die resultate van 'n studie deur Dr. Baghurst in Australië, kan die inname van 30–40g vesel per dag die kanse op borskanker met tot 50% verminder. Die gereelde inname van kool kan ook die risiko van borskanker verminder deurdat die indole daarin oormatige estrogeen in vroue bind. Onthou om gereeld sitrusvrugte (ook 'n bron van vesel) te eet, aangesien die olies daarin kanker beveg wat veroorsaak word deur te veel gerookte vleis, vis of hoender, en vleis, vis of hoender wat oor houtskool gebraai word. Donkergroen en/of donkergeel vrugte en groente moet ook daagliks ingeneem word, want hulle bevat betakaroteen, een van die antioksidante wat vrye radikale (hoogs onstabiele suurstofmolekules wat ons liggaamsweefsel beskadig en kanker versoorsaak) neutraliseer. Hierdie produkte het ook 'n hoë veselinhoud.

Hoewel ons dus sekere laeveselkosse op die GI-lys insluit sodat jy kan sien watter voedselsoorte 'n lae, intermediêre en hoë GI het, beveel ons aan dat jy altyd eerder 'n produk met 'n hoër veselinhoud kies wat ook min vet bevat en 'n lae GI het, in plaas van sy verfynde ekwivalent.

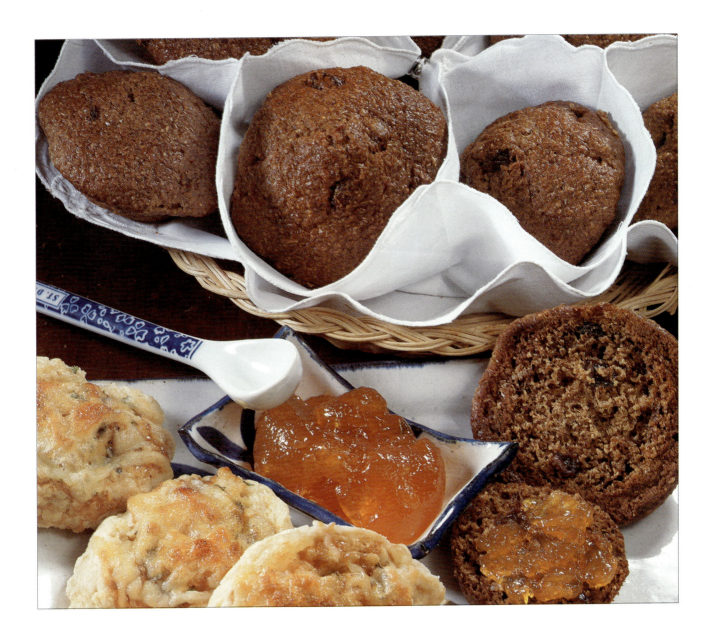

DIABETES MELLITUS

Diagnose van diabetes

Diabetes neem toe teen 'n tempo van 11% per jaar en daar is sprake van 'n diabetes-epidemie. Dit word hoofsaaklik toegeskryf aan die hoëvet-, hoë-GI-dieet wat die meeste mense volg, sowel as 'n toenemend onaktiewe lewenstyl, stres en rook. Daar is twee tipes diabetes, nl. tipe 1-diabetes (10% van diabete) en tipe 2-diabetes (90% van diabete).

By tipe 1-diabetes – 'n toestand wat gewoonlik skielik ontstaan – kan die betaselle van die pankreas nie insulien produseer nie. 'n Genetiese komponent is gewoonlik aanwesig, sowel as 'n versnellende faktor, byvoorbeeld 'n virusinfeksie.

In party gevalle kan sekere proteïene 'n immuunreaksie aan die gang sit. Dikwels is dit 'n snellerfaktor soos infeksie, stres of trauma wat die laaste druppel in die emmer is vir die persoon om 'n diabeet te word. Hierdie faktore veroorsaak egter nie die diabetes nie.

Die klassieke simptome van veral tipe 1-diabetes is chroniese dors, chroniese urinering, chroniese honger en massiewe gewigsverlies ten spyte daarvan dat hulle groot hoeveelhede kos en drank inneem. Tipe 1-diabete moet elke dag insulien-inspuitings kry.

Tipe 2-diabetes is moeiliker om te diagnoseer as tipe 1, en dit begin gewoonlik geleidelik. Teen die tyd dat die toestand gediagnoseer word, het 30% van tipe 2-diabete reeds komplikasies. Hierdie mense is gewoonlik oorgewig, met 'n weerstand teen insulien, en het reeds hoë cholesterol en/of hoë trigliseriede en hoë bloeddruk teen die tyd dat hulle gediagnoseer word as diabete. Hulle het dikwels geen of vae simptome, soos chroniese infeksies; chroniese uitputting; pyne, krampe of 'n brandgevoel in die bene en voete; kortasemigheid, ens. Van dié mense het 'n relatiewe insulientekort en kan behandel word met dieet en oefening alleen, of dieet, oefening en pille. Ander het 'n absolute insulientekort en moet behandel word met dieet, oefening en insulienterapie.

Vroeë diagnose is uiters belangrik; laat dus jou bloedglukose, bloedlipiede en bloeddruk gereeld toets, of jy enige van dié simptome toon of nie. Hoe vroeër diabetes gediagnoseer en behandel word, hoe skraler is die kanse vir ernstige komplikasies soos blindheid, nierversaking, amputasies, hartaanvalle of beroerte.

Moderne behandeling van diabetes

Soos met alle nuwe navorsing, is die Glukemiese Indeks (GI) nie met ope arms deur almal verwelkom nie. Daar is kritici wat vasklou aan ou idees, uit vrees vir verandering. Hulle verkies ongelukkig om te glo wat hulle **dink** met iemand se bloedglukose sal gebeur in reaksie op sekere voedselsoorte, eerder as om die feite te aanvaar van wat werklik met bloedglukose gebeur wanneer koolhidraatryke kos geëet word. Hou in gedagte dat die Glukemiese Indeks die **fisiologiese reaksie** van die liggaam op 'n spesifieke koolhidraatryke voedselsoort meet.

Navorsing wat oor die afgelope 20 jaar in Kanada, Australië, Brittanje, Italië, Denemarke en Suid-Afrika gedoen is, bewys onomstootlik dat baie voedselsoorte wat op die tradisionele suikervrye dieet as 'veilig' beskou is, inderdaad die diabeet se bloedglukosevlakke besonder hoog laat styg en dus liewer vermy behoort te word. Baie ander voedselsoorte wat suiker bevat en wat diabete vroeër moes vermy, veroorsaak geen drastiese skommelings in hul bloedglukose nie. Dit is dus sinloos om diabete hierdie voedselsoorte te verbied. As jy die GI-lyste op bladsye 25–26 raadpleeg, sal jy oplet dat aartappels 'n hoë GI-waarde het, terwyl versoete vrugtejogurt 'n lae GI-waarde het.

Die nuwe laevet-, lae-GI-dieet is dus baie meer effektief vir die verlaging en regulering van diabete se bloedglukose, omdat dit gebaseer is op wat met werklike mense (diabete en nie-diabete) gebeur wanneer hulle werklike kos in die werklike lewe eet. Vele dieetkundiges oor die wêreld heen kan getuig hoe die insulien en mondelikse medisyne van diabete verminder of selfs soms gestaak kan word wanneer hulle die laevet-, lae-GI-dieet volg. Baie van hierdie mense was jare lank op 'n suikervrye dieet en kon steeds nie hul bloedglukoselesings onder 10 mmol/ℓ kry nie. Sodra hulle die laevet-, lae-GI-dieet begin volg, is hul lesings die eerste keer in jare onder 10, **nie deur suiker te vermy nie, maar deur hoëvet-, hoë-GI-kosse te vermy**.

Dit ontstel dieetkundiges eintlik om te sien dat baie diabete wat jare lank 'n suikervrye dieet gevolg het, steeds hoëvet-, hoë-GI-kos eet. Dit is veral gevaarlik omdat diabete meer geneig is tot hartsiekte as gewone mense. Boonop is baie van hierdie diabete ook oorgewig, en dit is onmoontlik om gewig te verloor op 'n hoëvet-dieet. Ons weet nou dat vet eintlik die voedselbestanddeel is wat die vetste maak, en nie koolhidrate of suiker, soos baie mense glo nie.

'n Hoëvet-dieet verminder ook die effektiwiteit van insulien, wat weer kan lei tot 'n relatiewe of absolute insulientekort, hiperinsulinisme en uiteindelik insulienweerstand. Dit maak 'n mens vatbaar vir al die lewenstylsiektes (diabetes, hartsiekte, hipertensie en oorgewig). Die laer-vet-, lae-GI-dieet is ook baie meer 'gebruikersvriendelik' as die ou diabetiese dieet, omdat suiker nie meer verbode is nie. Dit is ook nie meer so belangrik om porsies te beperk wanneer 'n mens laevet-, lae-GI-kos eet nie, omdat die verhoogde versadigdheidsgevoel vanself die hoeveelhede beperk. Oorgewig mense moet egter steeds hul porsies beperk; ons gee dus die porsiegrootte by elke resep aan, sodat diegene wat hul gewig wil/moet dophou, dit kan doen deur by die aanbevole porsiegroottes te hou. Groter porsies word egter ook soms aangegee vir mense wie se gewig normaal is of wat koolhidraatlading benodig.

Let daarop dat ALLE resepte in *Eet vir Volgehoue Energie* geskik is vir alle diabete.

Elke maaltyd van 'n diabeet behoort minstens een lae-GI-voedselsoort in te sluit. As die meeste van die voedselsoorte op die spyskaart 'n lae GI het, kan intermediêre-GI- en selfs klein hoeveelhede hoë-GI-voedselsoorte by dieselfde maaltyd ingesluit word. Ons het hierdie beginsel in baie van die resepte in hierdie boek toegepas.

Vir optimale verlaging in bloedglukose, veral as jou bloedglukosetelling na die vastydperk hoër as 8 mmol/ℓ en normaalweg hoër as 10 mmol/ℓ is, is dit belangrik om tydens elke maal hoofsaaklik lae-GI-kosse te eet.

HIPOGLUKEMIE (LAE BLOEDSUIKER)

Definisie en simptome

Hipoglukemie is 'n toestand waarin die bloedsuikervlak val tot onder die normale vlakke (hipo = onder, glukemie = bloedsuiker/-glukose). Baie mense ly vandag aan hipoglukemie, en dis geen wonder nie, want die meeste voedselsoorte wat vrylik beskikbaar is en deur gewone mense geëet word, het 'n hoë vetinhoud en 'n hoë GI-waarde. Die mees algemene vorm van hipoglukemie kom voor na 'n maal. Dit staan bekend as reaktiewe hipoglukemie. Hoë-GI-kos laat die bloedglukose van die meeste mense binne 30–60 minute na inname die hoogte inskiet, behalwe wanneer dit gedurende of na oefening ingeneem word. Die menslike liggaam reageer, of oorreageer in die geval van 'n hipoglukemie-lyer, dan deur insulien vry te stel om die gevaar van langdurige hoë bloedglukose teen te werk. Dit veroorsaak 'n skielike afname in bloedglukose, wat lei tot die tipiese simptome van lae bloedsuiker, nl. bewerigheid, hartkloppings, sweet, angs, slaaploosheid, swakheid en die baie algemene gevoel van chroniese uitputting. Hipoglukemie kan ook breinfunksie beïnvloed en lei tot rusteloosheid, prikkelbaarheid, swak konsentrasie, sufheid en lomerigheid. Dié simptome is baie duidelik by nie-diabete in GI-navorsing wat deur wetenskaplikes gedoen word, veral as hoë-GI-voedselsoorte ingeneem word.

Gevolge

Die algemene opvatting is blykbaar dat, as jy aan hipoglukemie ly, jy baie soetigheid (of, in meer moderne terme, hoë-GI-voedselsoorte) moet eet omdat daar 'n tekort aan glukose in die bloed is. Dit is heeltemal onwaar; in werklikheid is dit die hoë-GI-voedselsoorte wat die hipoglukemie teweegbring, soos hierbo verduidelik. As 'n mens saam met hoë-GI-voedsel ook nog baie vet inneem (wat die liggaam se insulien minder effektief laat funksioneer), is dit slegs 'n kwessie van tyd voordat ingekorte glukosetoleransie (die voorloper van tipe 2-diabetes) of tipe 2-diabetes intree. Die rede hiervoor is dat die liggaam se insulien uitgeput raak deur 'n hoë-GI-dieet, en dat die insulien wat oorbly nie behoorlik kan funksioneer nie as gevolg van die hoëvet-dieet. Dit kan lei tot hiperinsulinisme (te veel insulien in reaksie op die hoë bloedglukosevlakke) en uiteindelik insulienweerstand. Laasgenoemde veroorsaak dat die liggaamselle hulself "afsluit" omdat hulle nie daarvan hou om in insulien te verdrink nie. Ander faktore wat kan bydra tot insulienweerstand is genetiese faktore, gebrek aan oefening, vetsug en ouderdom.

Hiperinsulinisme kan weer lei tot diabetes, hiperlipemie, hipertensie en hartsiekte. Dié bose kringloop moet verbreek word voordat die liggaam weer behoorlik kan begin funksioneer.

Behandeling

Die hoofdoel van die behandeling van hipoglukemie is om skielike skerp stygings in bloedglukosevlakke te voorkom. As 'n skielike styging in bloedglukosevlakke voorkom kan word, sal oormatige hoeveelhede insulien nie geproduseer word nie en sal bloedglukosevlakke nie abnormaal laag daal nie. 'n Mens behoort dan baie gesonder te voel, omdat groot skommelings in bloedglukosevlakke só uitgeskakel word. Ongereelde eetgewoontes en die verkeerde kos is die hoofoorsake van hipoglukemie. Deur lae-GI-voedsel te eet as jy onaktief is, of een tot twee uur voor oefening, word glukose reëlmatig in die bloedstroom vrygestel, en dit voorkom 'n skerp insulientoename (hiperinsulinisme). Dit is veral die geval as koolhidraatvoedsels alleen ingeneem word. So word die liggaam se insulien nie vermors nie en, indien jy 'n laevetdieet volg en gereeld oefen, kan die insulien funksioneer soos dit moet. Daar word nou geglo dat diabetes, insulienweerstand en die meeste van die lewenstylsiektes wat reeds genoem is, inderdaad voorkom kan word deur 'n laevet-, lae-GI-dieet met min natrium te volg, aangesien so 'n dieet hiperinsulinisme voorkom.

Voorkoming

Dit is beter om hipoglukemie te voorkom as om dit te probeer genees wanneer dit eers teenwoordig is. Volg hierdie eenvoudige riglyne om dit te voorkom:
- Eet gereelde maaltye en happies tussenin, verkieslik elke drie uur.
- Maak lae-GI-koolhidrate deel van elke maal of happie; koolhidrate reguleer die bloedglukose en is dus die voedselbestanddeel wat energie verskaf.
- Moenie hoë-GI-koolhidrate alleen eet nie. Trouens, probeer dit heeltemal vermy (kyk GI-lys op bladsye 25–26), maar as jy dit móét eet, kombineer dit met lae-GI-koolhidrate of minstens 'n bietjie proteïen. Hoë en lae-GI-voedselsoorte saam maak 'n intermediêre GI, soos verduidelik in die afdeling Gesonde Eetgewoontes.

Hipoglukemie weens sport

Dit gebeur wanneer 'n persoon nie voor oefening lae-GI-kos eet nie, en na oefening geen of lae-GI-kos eet. Om dit te voorkom, behoort lae-GI-koolhidrate ongeveer een uur voor oefening ingeneem te word. 'n Hoë-GI-drankie of -kos is noodsaaklik gedurende en binne die eerste 30–60 minute na oefening. Dit sal jou baie beter laat presteer en voel.

KORONÊRE HARTSIEKTE

Onder verwesterse Suid-Afrikaners word 40% van sterftes in die ekonomies aktiewe ouderdomsgroep (25–64 jaar) veroorsaak deur chroniese lewenstyl-siektes. Van al die lewenstylsiektes soos hipertensie (hoë bloeddruk), kanker, diabetes, beroerte en koronêre hartsiekte (KHS), is KHS verantwoordelik vir die grootste aantal sterftes. KHS is inderdaad vandag die vernaamste oorsaak van dood in Suid-Afrika en baie ander lande. Die ontwikkeling van KHS is 'n stadige proses wat begin met die opbou van 'n vetlaag aan die binnewande van die slagare van die hart en brein. Dit kan lei tot vernouing van die slagare wat die hart en brein van suurstof voorsien (arteriosklerose). As die bloed glad nie meer kan deurkom nie, kry die persoon 'n hartaanval of beroerte. Dikwels gaan 'n deel van die hartspier dood of word 'n deel van die liggaam verlam (beroerte), ás die persoon dit oorleef. Die ergste is dat 'n mens nie noodwendig enige ongemak of pyn ervaar terwyl oormatige cholesterol besig is om jou slagare te vernou en te verstop nie, behalwe dalk uitputting en kortasemigheid. Party mense ervaar borspyn (angina), maar vir baie is die eerste waarskuwings-teken 'n hartaanval of beroerte.

Risikofaktore

Faktore wat bydra tot 'n verhoogde risiko van KHS is hoë bloedcholesterol, hoë bloeddruk, oorgewig, diabetes, rook, stres, te min oefening en 'n familie-geskiedenis van KHS. Hartsiekte eis die lewens van meer Suid-Afrikaners as kanker en motorongelukke saam. Al meer mense ly ook aan hoë bloedtrigliseriede, 'n ander tipe vet in die bloed wat 'n mens vatbaar maak vir diabetes. Om dié verhoogde trigliseriedvlakke te verlaag, word 'n laer-vet-, lae-GI-dieet aanbeveel. Dit verskil van die behandeling van hoë cholesterolvlakke, waarvoor 'n laevet-dieet met baie oplosbare vesel aanbeveel word. Hoë bloedcholesterol, hoë trigliseriede, hoë bloeddruk, diabetes, oorgewig, jig en kanker word almal beïnvloed deur die hoeveelheid vet, veral versadigde en 'gebrande' vet, in ons dieet. Versadigde vet veroorsaak 'n verhoogde produksie van LDL-cholesterol in die liggaam. Dit is die gevaarlike cholesterol wat in die slagare opbou en geleidelike vernouing van die bloedvate veroorsaak. Geoksideerde LDL-cholesterol pak die maklikste in die slagare aan; daarom is dit belangrik dat die oksidasie van LDL-cholesterol voorkom word deur baie vars vrugte en groente te eet. Hoe nouer die bloedvate, hoe hoër styg die bloeddruk, wat uiteindelik die hartspierwande laat verdik, 'n toestand wat soms onomkeerbaar is. Versadigde vet veroorsaak

ook die retensie van voedselverwante cholesterol deur die liggaam; dus is versadigde vet, en nie voedselverwante cholesterol, soos vroeër gemeen is nie, die vernaamste oorsaak van hoë bloedcholes-terol. Nog 'n rede waarom dit eerder vermy behoort te word, is dat dit ook die goeie HDL-cholesterol kan verlaag. Vet, veral versadigde vet, word ook beskou as die vernaamste voedselverwante bevorderaar van kanker, en die hoofoorsaak van oortollige liggaams-vet of oorgewig. Die meeste voedselsoorte waarvoor Suid-Afrikaners lief is, bv. vet vleis, droëwors, vet bil-tong, geroosterde toebroodjies, pasteitjies en ander gebak soos koek, terte, koekies, beskuit en croissants, volroom-roomys, sjokolade, ryk souse en nageregte, bevat baie versadigde vette. Te veel natrium, saam met 'n hoëvet-dieet, kan hoë bloeddruk vererger.

Behandeling

'n Mens kan die meeste van dié voedselsoorte eet, mits dit minder vet en natrium bevat en 'n laer GI-waarde het. Dié boek is vol smaaklike resepte wat min totale vet, versadigde vet, natrium en hoë-GI-voedsel bevat en wat nie 'n vetlaag aan die binne-wande van die slagare sal laat opbou nie. Ons beveel canola- of olyfolie (wat baie mono-onversadigde vette bevat) in die resepte aan, want daar is bevind dat groot hoeveelhede poli-onversadigde vetsure, veral van plantaardige oorsprong, bv. poli-onver-sadigde sagte margarien in bakkies, sonneblomolie en -saad en okkerneute, nadelig vir die gesondheid kan wees. Die rede is dat die inname van groot hoeveelhede van dié poli-onversadigde vette aanlei-ding kan gee tot die vorming van skadelike chemiese stowwe, nl. vrye radikale, wat betrokke is by hart-siekte, kanker en veroudering en ook die goeie HDL-cholesterol kan verminder. As poli-onversadigde vette verhit word (bv. kos wat in olie gebraai is, veral hergebruikte olie wat by die meeste verskaffers van wegneemetes gevind word), kan dit boonop trans-vetsure vrystel wat nadelig is vir ons gesondheid.

Poli-onversadigde vette wat voorkom in olierige vis, bv. sardyne, forel, tuna (in water/soutwater), salm en sardientjies (sonder die olie), makriel (in water), ens., is skynbaar baie gesonder, omdat hulle die fibrinogeenvlakke in die bloed verlaag en só die verstopping van slagare vertraag. Ons beveel aan dat jy een tot twee keer per week olierige vis eet.

Mono-onversadigde vette, wat voorkom in olyf- en canola-olie, olywe, avokado, grondboontjiebotter en rou, ongesoute neute (behalwe Brasiliaanse neute), verminder slegte cholesterol en vermeerder goeie HDL-cholesterol wat die 'slegte' vette uit die slagare verwyder deur dit na die lewer te vervoer om uitgeskei te word. HDL-cholesterol word vermeerder deur oefening, 'n lae-GI-dieet en die gebruik van mono-onversadigde vette, olierige vis en 'n matige hoeveelheid rooiwyn.

Vesel, veral oplosbare vesel, speel ook 'n belangrike rol om die risiko van KHS te verminder. Oplosbare vesel bind cholesterol in die dermkanaal om sodoende serumcholesterol te verminder, veral die slegte LDL-cholesterol. Ander maniere waarop jy jou lewenstyl kan verander om die risiko van KHS te verlaag, is:

- doen meer oefening
- hou op rook
- verminder jou soutinname
- en verloor gewig/sorg dat jy nie oorgewig raak nie.

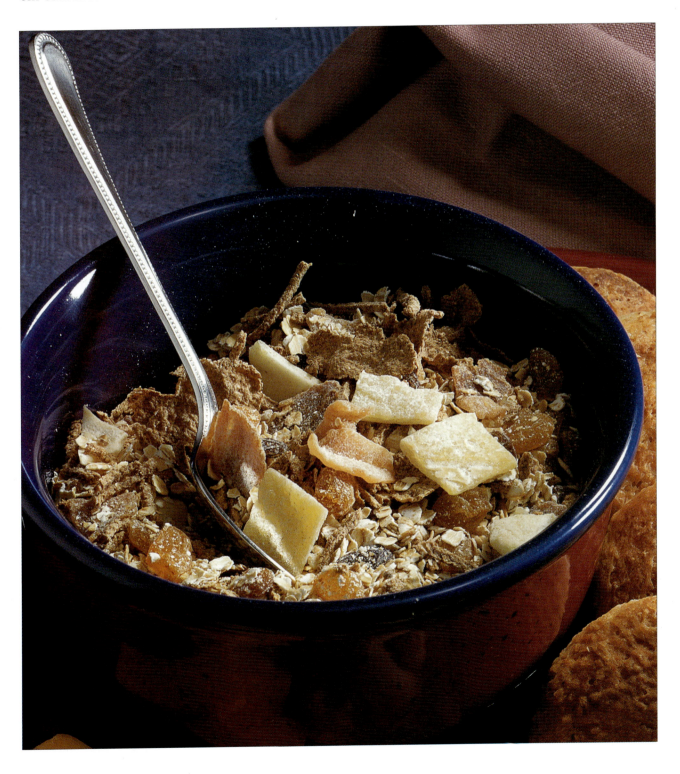

AANDAGGEBREK-HIPERAKTIWITEIT-SINDROOM (AGHS)

Jare lank is geglo dat AGHS deur suiker veroorsaak, of minstens vererger, word. Daar is geglo dat suiker hipoglukemie veroorsaak en 'n verband is onlangs gevind tussen hiperaktiwiteit en/of AGHS en hipoglukemie. Noudat ons weet hoë-GI-voedselsoorte veroorsaak hipoglukemie, behoort kinders met AGHS eerder hoë-GI-voedsel soos verfynde brood, die meeste ontbytgraankosse, koeldranke, energiedrankies en lekkers wat baie glukose bevat, te vermy as net voedselsoorte met 'n hoë suikerinhoud.

Die verband tussen AGHS en hipoglukemie

Baie kinders met AGHS ondervind 'n behoefte aan hoë-GI-koolhidrate. Hoë-GI-voedselsoorte veroorsaak 'n skielike styging in bloedglukose, wat 'n tydelike stuwing van energie, en daarmee saam hiperaktiwiteit, tot gevolg het. Dit is omdat hoë-GI-kosse 'n skielike en, in die meeste gevalle, skerp styging in bloedglukosevlakke teweegbring. Die pankreas stort dan insulien uit in 'n poging om die bloedglukose af te bring tot op 'n normale vlak. Die meeste mense se liggame, veral dié van kinders met AGHS, stort te veel insulien uit, sodat te veel glukose uit die bloed onttrek word en die bloedsuikervlak tot onder normaal val. Die gevolg is 'n aanval van hipoglukemie wat gepaard gaan met prikkelbaarheid, slegte slaapgewoontes en 'n gebrek aan konsentrasie (sien Hipoglukemie, bladsy 13, vir nog simptome wat deur die inname van hoë-GI-voedselsoorte veroorsaak word). As hoë-GI-kosse vir ontbyt geëet word, kan die kinders een tot een en 'n halfuur later 'n aanval van hipoglukemie kry; dit is nog voor eerste pouse en op 'n tydstip wanneer die brein nog 'n reëlmatige voorraad energie behoort te kry van die kos wat twee tot drie uur vantevore ingeneem is. As dié kosse tydens pouses geëet word, wat dikwels gebeur omdat die kind vir die moeë gevoel wil kompenseer deur meer GI-kosse te eet, kan dieselfde scenario hom later in die oggend herhaal; daarom kan dié kinders nie konsentreer nie. Die brandstof vir die brein ondergaan gedurig kwaai skommelings wat nie bevorderlik is vir dink of normale gedrag nie.

Ons weet nou dat 'n allergiese reaksie op kos ook 'n beduidende afname in bloedglukose kan veroorsaak. Die persoon se endokriene (klier-) stelsel oorreageer en dit veroorsaak 'n skielike toename en later 'n afname in bloedglukose. Die gedagte is dat, as ons oor en oor dieselfde kos eet, ons die ensieme wat nodig is om dit te verteer en te metaboliseer, opgebruik, totdat ons uiteindelik allergies raak vir dié spesifieke kossoort. Wanneer 'n allergiese reaksie ontwikkel, kan 'n chemiese stof, histamien, geproduseer word. Histamien laat die byniere adrenalien afskei, wat weer die lewer prikkel om opgebergde suiker (glukogeen) om te sit in bloedsuiker. Die skielike styging in bloedsuikervlakke kan ook die pankreas prikkel om insulien uit te stort. Dit lei tot 'n aanval van hipoglukemie. Die histamienreaksie kom voor by immunologiese allergie waarby spesifieke teenliggaampies teen 'n voedselsoort betrokke is. As 'n kind dus allergies is vir 'n spesifieke voedselsoort, kan dit ook hipoglukemie veroorsaak, wat lei tot skommelings in bloedglukose en buierigheid. GI-toetse het die uitwerking van voedselallergie op bloedglukose bevestig, en ons het dit al by ons pasiënte waargeneem. Kafeïen kan ook aanvanklik hiperaktiwiteit veroorsaak, en later hipoglukemie met die gepaardgaande simptome, omdat kafeïen ook die byniere prikkel om adrenalien af te skei, wat weer die lewer prikkel om glukose in die bloedstroom te stort. Dié skielike styging in bloedsuikervlakke kan weer eens die pankreas prikkel om insulien uit te stort, wat lei tot 'n aanval van hipoglukemie.

Behandeling van AGHS

In die lig van bogenoemde beveel ons aan dat alle hoë-GI-voedselsoorte, kafeïen en enige kos waarvoor 'n kind met AGHS allergies is, vermy word, want al hierdie voedselsoorte kan aanleiding gee tot hipoglukemie, wat verband hou met AGHS. As lae-GI-voedselsoorte meestal geëet word, maar veral vir ontbyt, omdat laasgenoemde die toon aangee vir die res van die dag, sal die brein 'n reëlmatige voorraad energie van die voedsel ontvang. Dit is omdat lae-GI-voedselsoorte nie 'n skielike of skerp styging in bloedglukose veroorsaak nie, dus is daar ook nie 'n skielike afname in bloedglukose as gevolg van die oorafskeiding van insulien nie. Dit stabiliseer bloedglukosevlakke, sodat die kind beter kan konsentreer. Die emosies is ook meer stabiel. Voorbeelde van lae-GI-ontbytkosse is onder andere hawermout, volkoring-ProNutro, Hi-Fibre Bran, sagte vrugte en vrugtejogurt (kyk GI-lys op bladsy 25 vir nog idees). Dit is ook steeds raadsaam om dié kinders weg te hou van geurmiddels, preserveermiddels en veral kleurmiddels, want daar is bevind dat laasgenoemde die opname deur die brein belemmer van 'n stof wat baie belangrik is vir die oordra van breinprikkels. Kinders met AGHS vind ook baat by addisionele vetsure en sekere vitamines en minerale. Vir nog inligting, raadpleeg 'n dieetkundige wat spesialiseer in die behandeling van AGHS.

ALLE resepte in *Eet vir Volgehoue Energie* is geskik vir kinders met AGHS.

GEWIGBEHEER

Eet laevet

Om die een of ander rede is daar die afgelope 20 tot 30 jaar geglo dat koolhidrate vet maak. Hoewel navorsing van die afgelope 10 jaar dit oor en oor weerlê het, sukkel koolhidrate steeds om van dié 'vetmaak'-stigma ontslae te raak. Daar is bevind dat koolhidrate inderdaad hul eie metabolisme aanhelp, m.a.w. as jy meer daarvan eet, sal jou liggaam eenvoudig meer daarvan verbrand. Met vet werk dit egter nie so nie. Daar is bevind dat voedselverwante vet onveranderd in liggaamsvet omgesit word, 'n bewys dat vet nie sy eie metabolisme aanhelp nie. As jy baie van 'n sekere soort vet, bv. sjokolade eet, sal die vet in jou liggaam presies soos sjokoladevet lyk. As jy baie kaas eet, sal die vet in jou liggaam soos die vet in kaas lyk. Wetenskaplikes in Brittanje het 'n paar mense 'n week lank in 'n kamer laat bly waar hulle soveel laevet-/vetvrye koolhidrate kon eet as wat hulle wou; dié mense het hoogstens 1,5 kg opgetel. Toe dieselfde mense toegelaat is om soveel hoëvet-kos te eet as wat hulle wou, het party van hulle tot 7 kg opgetel! Dit is onomstootlike bewys dat om gewig (of liewer vet) te verloor, 'n mens minder sigbare **sowel as** onsigbare vet moet inneem. Alle resepte in hierdie boek het 'n lae vetinhoud, en ons wys jou ook hoe om die vetinhoud van enige maaltyd en peuselhappie te verlaag deur die regte bestanddele en voorbereidingsmetodes te gebruik. Vet moet egter nie heeltemal uitgeskakel word nie. 'n Mens het 'n klein hoeveelheid goeie vette in jou dieet nodig om al die noodsaaklike vetsure in te kry; hulle het 'n gunstige uitwerking op bloedlipiede, en voorkom 'n hunkering na kos wanneer jy op 'n te streng dieet is (kyk Hartsiekte, bladsy 14, en Massabou, bladsy 19, en let op die gebruik van klein hoeveelhede goeie vette in die resepte. Kyk ook op bladsy 24 vir die gekleurde Jack Spratt logo's wat die verskillende persentasies vet en GI-waardes aandui).

Eet gereelde, klein maaltye

Gereelde, klein peuselmaaltye is die beste as 'n mens gewig wil verloor en slank wil bly. Die afskeiding van groter hoeveelhede insulien word gestimuleer wanneer groot maaltye geëet word en insulien speel 'n rol in hoe vet geberg word. Vetverlies vind vinniger plaas wanneer kleiner, meer gereelde maaltye geëet word deurdat klein maaltye die afskeiding van slegs klein hoeveelhede insulien stimuleer.

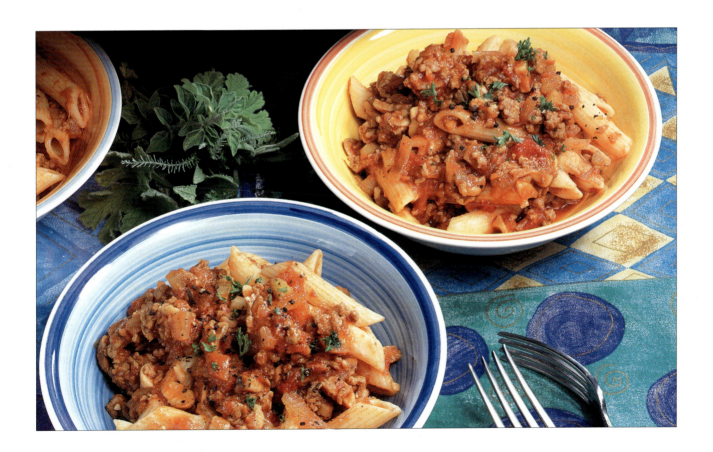

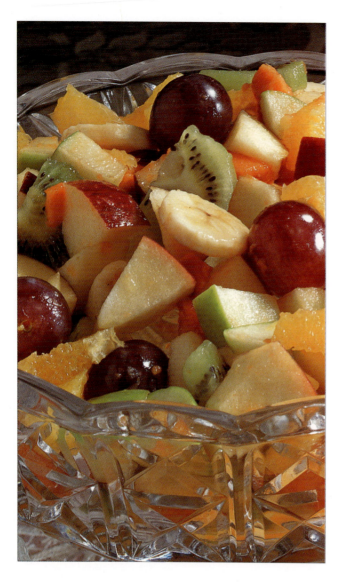

te gebruik. In 'n studie wat in Suid-Afrika gedoen is, soos beskryf in *The GI Factor* deur Jennie Brand Miller e,a,, is bevind dat mense op 'n verslankings-dieet van slegs lae-GI-koolhidrate oor 'n tydperk van 12 weke 2 kg meer verloor het as diegene op 'n dieet van slegs hoë-GI-koolhidrate. Die verstommendste is dat aan beide groepe presies dieselfde **hoeveelhede** vet, kilojoules, proteïen, koolhidrate en vesel gegee is. Die sukses van die lae-GI-verslankingsdieet is toegeskryf aan die feit dat 'n lae-GI-dieet nie 'n groot insulienreaksie tot gevolg het nie, met gevolglike laer insulienvlakke en **meer stabiele glukose-vlakke**. Dit help weer die liggaam om liggaamsvet te verloor, wat nie gebeur wanneer die insulien-vlakke hoog is nie. Dit is 'n belangrike deurbraak, want daar is 'n denkrigting wat glo mense kan slegs op 'n hoëproteïen-, laekoolhidraat-dieet verslank, omdat koolhidrate glo aanleiding gee tot 'n hoë insulienafskeiding wat hiperinsulinisme tot gevolg het. Soos verduidelik, gebeur dit nie met **lae-GI-koolhidrate** nie. Deur hoë-GI-koolhidrate te beperk (behalwe na oefening) en die verstandige dieet (bladsy 8) te volg, is die verlies aan liggaamsvet **optimaal**. Lae-GI-koolhidrate is ook meer vullend, dus bly die hongerpyne langer weg met 'n lae-GI-dieet. Daarenteen veroorsaak hoë-GI-koolhidrate gewoonlik 'n reaktiewe hipoglukemie, en is 'n mens geneig om gouer weer te eet as gevolg van lae bloedglukose (kyk ook Hipoglukemie, bladsy 13).

Oefen gereeld

Gereelde oefening vermeerder maer liggaamsmassa, wat weer die metabolisme versnel. In teenstelling hiermee het liggaamsvet hoegenaamd geen invloed op metabolisme nie. As 'n mens gereeld oefen terwyl jy verslank, is dit onmoontlik om **maer** liggaamsmassa te verloor, daarom is 'n vertraging van die metabolisme skaars merkbaar, tensy die energie-inname te drasties ingekort word. As jy probeer verslank sonder om gereeld te oefen, kan jy spiere verloor, veral omdat dit vir die liggaam makliker is om spiere in energie te omskep as om liggaamsvet te verbrand vir energie. Dit gebeur veral as die voedselinname te drasties ingekort word.

Die beste manier om vet te verloor, is dus om niks drasties te doen nie! Vergeet van dieet en eet net gewone laevet-, lae-GI-maaltye (behalwe na oefe-ning) en oefen elke dag. Jou verslankingseetplan moet een wees wat jy vir die res van jou lewe kan volg. Beperk egter jou porsies, want as jy te veel eet, sal jy steeds nie gewig verloor nie (om jou te help, het ons die porsiegroottes by elke resep aangedui). Laaste, maar nie die minste nie: wees geduldig. Dit neem tyd om vet te verbrand!

Indien klein maaltye boonop gereeld geëet word, word die liggaam nooit uitgehonger nie en is daar gevolglik ook geen groot toename in insulien-afskeiding nie, want 'n mens sal minder geneig wees om jou te ooreet.

Hiperinsulinemie dra grootliks by tot oorgewig, hoë lipiedvlakke in die liggaam en 'n onvermoë om gewig te verloor. Om gewig te verloor en slank te bly, is dit dus van die uiterste belang dat daar geen skerp toename in insulienafskeiding moet wees nie. Dit is ook belangrik om voedselinname nie te drasties in te kort nie, want 'n drastiese vermindering in voedsel-inname, veral tot minder as 4200 kilojoules per dag, vertraag gewoonlik die metabolisme.

Eet lae-GI-voedselsoorte

Nog 'n aspek van gewigsverlies is om bloedglukose-vlakke so stabiel as moontlik te hou. Die beste manier om dit te doen, is om die Glukemiese Indeks

VOEDING VIR SPORTMENSE

Die enigste uitsondering op die lae-GI-reël geld tydens en na oefening. Terwyl alle mense in die algemeen meestal lae-GI-koolhidrate behoort te eet vir meer energie, moet sportmense slegs lae-GI-koolhidrate (1 g koolhidrate per kg liggaamsgewig) eet een tot twee uur voor hulle begin oefen, en weer lae-GI-kos begin eet 'n paar uur na hul oefensessie verby is, na gelang van die duur en intensiteit van die oefening. Dit is die beste om tydens oefening, net na oefening en 'n paar uur na oefening, na gelang van die duur **en** intensiteit van die oefening, hoë-GI-koolhidraatvoedsel en -drankies in te neem. Vir die diabetiese sportman/-vrou is intermediêre-GI-voedselsoorte die beste, en **slegs** as die oefensessie twee tot drie uur geduur het, word 'n hoë-GI-voedsel of -drankie aanbeveel. Dit is belangrik om te besef dat die liggaam koolhidrate slegs in beperkte hoeveelhede kan opberg; daarom moet mense wat elke dag aan sport deelneem, dit gereeld aanvul. Die volgende is dus belangrik:

Neem lae-GI-kos en -drank in voor deelname
Lae-GI-voedsel en -drank word stadig en oor 'n lang tydperk vrygestel. Dit verteer stadig en kan daarom een tot twee uur na oefening steeds energie verskaf. Indien lae-GI-produkte een tot twee uur voor deelname ingeneem word, sal 'n gesonde bloedglukosevlak vir die duur van die oefening of sportbyeenkoms gehandhaaf word. Een gram koolhidrate per kilogram liggaamsgewig is voldoende.

Tydens deelname
Vir byeenkomste wat langer as 90 minute aanhou, word hoë-GI-kos en -drank (intermediêr vir diabete) teen 30–60 g koolhidrate per uur benodig, na gelang van die liggaamsgewig. As die oefening korter as 90 minute duur, behoort die lae-GI-kos/-drank wat vooraf ingeneem is, genoeg te wees om bloedglukose op 'n gesonde vlak te hou en is geen koolhidraatinname tydens die byeenkoms nodig nie.

Na deelname
Dit is noodsaaklik om minstens 1 g koolhidrate per kilogram liggaamsgewig aan hoë-GI-voedsel of -drank in te neem binne die eerste 30 minute ná jy klaar geoefen het (intermediêr vir diabete, behalwe as die oefening twee tot drie uur duur). Daarna behoort 1 g koolhidrate per kilogram liggaamsgewig elke twee uur na oefening ingeneem te word. Die rede hiervoor is dat die geoefende spiere aanhou om glukose uit die bloedstroom op te neem, en dit

gebeur die vinnigste gedurende die eerste 30–60 minute **na** oefening. Indien hoë-GI-voedsel so gou as moontlik na die einde van die oefensessie ingeneem word, word glukogeen vinniger aan die moeë spier voorsien. Ernstige hipoglukemie word so voorkom en jy kan ook verseker wees van volgehoue energie.

Die maal wat een tot twee uur na deelname ingeneem word, moet steeds hoofsaaklik uit hoë-GI-koolhidrate bestaan (intermediêr vir diabete). Die volgende maal kan afgeskaal word na intermediêre of selfs lae-GI-koolhidrate, na gelang van die intensiteit en duur van die oefening. Die maal daarna behoort weer lae-GI-koolhidrate te wees, mits geen verdere oefening later in die dag gedoen is nie. Baie aktiewe persone, d.w.s. dié wat elke oggend twee tot drie uur lank oefen of 'n uur soggens en 'n uur saans, sal dalk meestal hoë-GI-voedsel eet. Indien oefening egter voor 'n byeenkoms afgeskaal word, behoort alle maaltye hoofsaaklik lae-GI-koolhidrate te bevat vir die beste **koolhidraatlading**.

Massabou
Sportmense (eintlik almal, liggaamsbouers ingesluit) behoort te sorg dat 50–60% van die totale energie in hul dieet bestaan uit koolhidrate, slegs 20–30% uit vet en 12–20% uit proteïen. Koolhidrate is die brandstof vir die spiere en te veel sportmanne en -vroue ly aan chroniese uitputting omdat hulle te min koolhidrate, of die verkeerde GI-koolhidrate op die verkeerde tyd, en te veel proteïen eet. Dit is veral waar van liggaamsbouers. Daar is 'n denkrigting wat glo dat 'n mens baie proteïen nodig het om spiere te bou, terwyl die meeste liggaamsbouers eintlik genoeg proteïen sal inneem as hulle hou by die aanbevole 12–20% energie in proteïenvorm. Die voedselinname word gewoonlik verhoog wanneer oefentye verleng word, spiermassa vermeerder en metabolisme gevolglik versnel. Indien proteïen steeds 12–20% van die totale energie-inname uitmaak, sal die werklike hoeveelheid proteïen wat ingeneem word outomaties vermeerder, maar so ook die koolhidrate en vette. Te veel proteïene is duur, kan die niere ooreis (wat veral gevaarlik is vir diabete), jig, artritis en osteoporose veroorsaak en is eintlik onnodig. 'n Toename in spiermassa vind plaas deurdat die spier op selvlak deur oefening met gewigte gestimuleer word, nie deur proteïen te eet nie. Baie liggaamsbouers volg ook diëte met baie min vet, wat meestal onnodig en baie oninteressant is. Indien 'n dieet minder as 30% vet bevat, word te min essensiële vetsure ingeneem. Navorsing het bewys dat, namate 'n sportman fikser word, sy liggaam die vet meer effektief gebruik as energiebron, sodat 'n bietjie ekstra vet in die dieet hom nie vetter sal maak nie, maar eintlik sal help om meer energiek te voel.

Koolhidraatlading

'n Wettige manier om prestasie te verbeter, is om 'n hoëkoolhidraat-dieet bestaande uit groot hoeveelhede brood, aartappels en pasta te eet. Hierdie tegniek staan alom bekend as koolhidraatlading en word deur atlete gebruik gedurende die laaste drie dae voor mededinging. Hoewel die meeste atlete waarskynlik beter sal presteer na koolhidraatlading, werk die tegniek nie vir almal nie. Volgens Professor Tim Noakes is dit goed om enige veranderinge in die dieet uit te toets lank voor die byeenkoms waaraan jy wil deelneem. Niemand wil graag op die dag van die byeenkoms 'n omgekrapte maag hê as gevolg van die hoë koolhidraat-inhoud van sy of haar dieet nie.

Om dié rede is dit raadsaam vir elke atleet om met sy of haar dieet te eksperimenteer voordat daar te veel van die normale eetpatroon afgewyk word. Hardlopers moet ook onthou dat dit belangrik is om tydens koolhidraatlading meer water te drink as gewoonlik. Ligte urine is 'n teken dat genoeg water ingeneem word. Hoewel vitamien-aanvullings ook gebruik kan word tydens koolhidraatlading, moet 'n mens nooit vitamien B-komplekstablette tydens oefening drink nie, veral nie dié wat nikotiensuur bevat nie, omdat hoë dosisse daarvan die uithouvermoë nadelig beïnvloed. Die beste teken dat genoeg koolhidraat tydens koolhidraatlading ingeneem is, is 'n toename in liggaamsgewig.

Hier volg 'n paar maniere om jou dieet aan te pas tydens koolhidraatlading:

- Eet ontbytgraan, brood (met heuning), vrugte en vrugtesappe vir ontbyt.
- Gebruik afgeroomde melk in plaas van volroommelk, want dit bevat geen vet nie.
- Eet pasta (macaroni, spaghetti, ens.) in plaas van vleis en eet meer aartappels.
- Vul vervolgens die dieet aan met 100 g van 'n hoë-koolhidraat-drankie vir atlete.

'n Uitstekende basiese dieet vir koolhidraatlading kan die volgende insluit:

KOS/DRANK	HOEVEELHEID
Lemoensap	1 liter
Afgeroomde melk	250 ml
Volkoringbrood	10 snye
Ontbytgraan of muesli	50 g
Piesangs	3
Appels	2
Aartappels of pasta	200 g

Hierdie dieet verskaf sowat 400 g koolhidrate, 45 g proteïen en 10 g vet, en meer as die aanbevole daaglikse inname van tiamien, riboflavien, niasien, vitamien C, kalsium, magnesium en yster. Dit is trouens een van die gesondste diëte wat bestaan en sou die basis kon vorm van 'n dieet vir die hele jaar. Onthou net dat, wanneer jy rus tydens koolhidraatlading, jy slegs lae-GI-koolhidrate moet inneem (kyk GI-lys op bladsye 25–26).

Hoe sportmense *Eet vir Volgehoue Energie* behoort te gebruik

Raadpleeg die GI-tabel aan die einde van hierdie inleiding om uit te vind spesifiek watter hoë-GI-voedselsoorte tydens en net na oefening en by die daaropvolgende maaltyd geëet behoort te word. Onthou dat diabete wat nie minstens twee tot drie uur lank oefen nie, na oefening liewer intermediêre-GI-voedselsoorte uit die tabel aan die einde van die inleiding moet kies. Die resepte in hierdie boek het almal 'n lae GI en is geskik vir daaglikse gebruik en, 'n paar uur na afloop van 'n oefenroetine, vir maksimum volgehoue energie.

Die resepte wat geskik is vir koolhidraatlading voor 'n sportbyeenkoms is duidelik met vet letters gemerk onder die dieetkundige se aantekeninge by elke resep. Vir sportmanne en -vroue wat 'n hoë-GI-maal nodig het na 'n sportaktiwiteit, kan die lae-GI-koolhidraat in die meeste van die resepte in die boek vervang word met 'n hoë-GI-koolhidraat om die maal om te sit in 'n laevet-maal met 'n hoër GI. In plaas van die basmati-rys met 'n laer GI, of die lae-GI-rys met lensies, kan gewone wit rys of groot aartappels, wat albei 'n hoë-GI het, byvoorbeeld gebruik word. Pêrelgort, stampkoring, pasta, jong aartappeltjies in die skil en patats is almal lae-GI-koolhidrate wat deur bruin rys, wit rys, stampmielies, mielierys, mieliemeel, groot aartappels of bruinbrood vervang kan word. Sportmense moet nog steeds laevet-kos eet, maar hoë-GI-kos is nodig tydens en 'n paar uur na oefening.

LET WEL: Indien jy 'n gespesialiseerde dieetplan benodig, met porsiegroottes en hoeveelhede vir enige toestand, raadpleeg asseblief 'n geregistreerde dieetkundige. Vir 'n lys van dieetkundiges wat in die glukemiese indeks spesialiseer, besoek gerus die webwerf van die Glukemiese Indeks by www.gifoundation.com, of stuur 'n faks na die Vereniging vir Dieetkunde van Suid-Afrika (SADA) by (011) 886-7612.

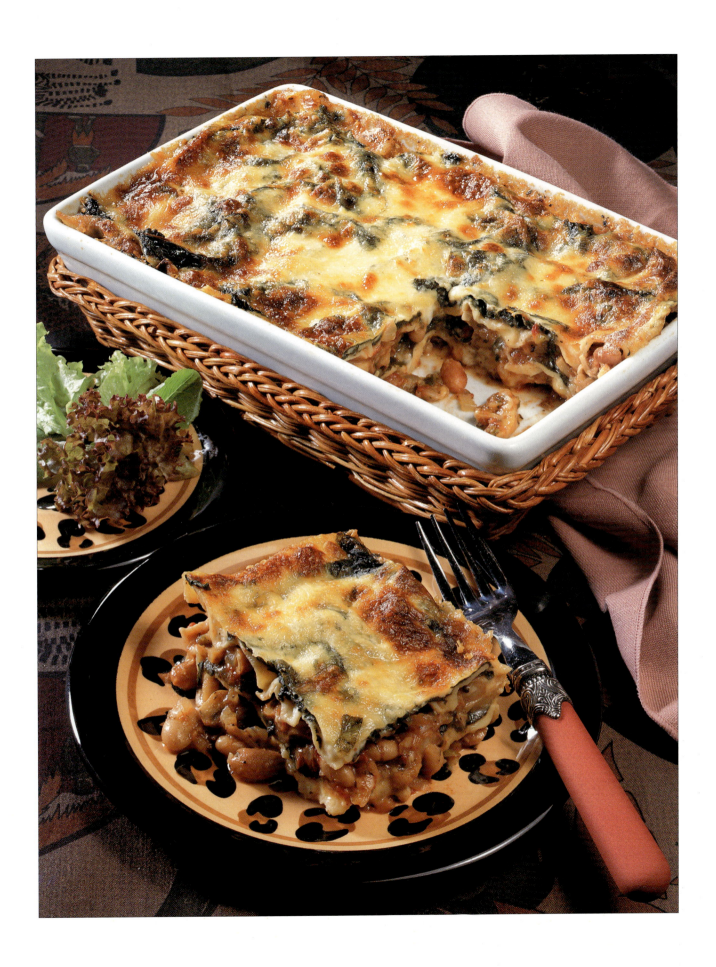

VEGETARIËRS

Les bes is dié resepteboek ook geskik vir vegetariërs. Al die resepte, behalwe die paar hoofgeregte en vinnige maaltye wat vleis, vis of hoender bevat, is geskik vir vegetariërs. Baie van die hoofgeregte en vinnige maaltye kan in vegetariese geregte omskep word deur bloot die vleis, vis of hoender te vervang met 'n blikkie boontjies of twee. Daar is ook 'n hele afdeling met hoofgeregte wat geen vleis, vis of hoender bevat nie (kyk bladsy 74). Hierdie resepte leer die onervare vegetariër hoe om boontjies en peulgroente op 'n smaaklike manier in gebalanseerde maaltye te gebruik sonder dat die boontjies die hele maal oorheers. Baie vegetariërs is nie seker hoe en wat om te eet nie. Die resepte in hierdie boek sal die huiwerige vegetariër leer hoe om 'n vegetariese maal te berei sonder om voedingswaarde in te boet. Let asseblief daarop dat nie alle vegetariese geregte noodwendig 'n lae vetinhoud het nie. Ons moes die hoeveelheid kaas en ander bronne van onsigbare vet aansienlik beperk om die vetinhoud laag te hou.

Lakto-ovo-vegetariërs (vegetariërs wat nie vleis, hoender of vis eet nie)

Dit is uiters belangrik om vleis, hoender en vis te vervang met peulgroente, eiers, neute of suiwelprodukte soos laevetmelk, -jogurt of -kaas om te verseker dat jou dieet genoeg proteïen bevat, want dit is noodsaaklik vir die opbou en herstel van liggaamsweefsel. Hou net in gedagte dat neute 50% vet is en dus nie die beste keuse vir iemand met 'n gewigsprobleem nie. Vermy Brasiliaanse neute, want hulle bevat te veel versadigde vette. Moenie meer as drie tot vier eiers per week eet nie.

Lakto-vegetariërs (vegetariërs wat suiwel eet)

Hoewel jy ook proteïen uit suiwel kan verkry, is dit steeds belangrik om vleis, hoender of vis te vervang met peulgroente of neute, anders sal jou dieet nie genoeg proteïen bevat wat noodsaaklik is vir die opbou en herstel van liggaamsweefsel nie. Hou net in gedagte dat neute 50% vet is en dus nie die beste keuse is vir iemand met 'n gewigsprobleem nie. Vermy Brasiliaanse neute, aangesien hulle te veel versadigde vette bevat.

Ovo-vegetariërs (vegetariërs wat eiers eet)

Om te verseker dat die dieet genoeg proteïen bevat, is dit belangrik om vleis, hoender of vis te vervang met peulgroente of neute, anders sal jou dieet nie genoeg proteïen bevat wat noodsaaklik is vir die opbou en herstel van liggaamsweefsel nie. Hou net in gedagte dat neute 50% vet is en dus nie die beste keuse is vir iemand met 'n gewigsprobleem nie. Vermy veral Brasiliaanse neute; hulle bevat te veel versadigde vette. Slegs drie tot vier eiers per week word aanbeveel. 'n Kalsiumaanvulling mag dalk nodig wees, aangesien suiwelprodukte die belangrikste bronne van kalsium in die dieet is. Kalsium moet daagliks ingeneem word om osteoporose te voorkom.

Vegan-vegetariërs (vegetariërs wat geen diereprodukte eet nie)

Vegetariërs wat hoegenaamd geen produkte van dierlike oorsprong eet nie, moet vitamien B12-aanvullings of -inspuitings kry, want hierdie vitamien word glad nie in plantaardige produkte aangetref nie. 'n Kalsiumaanvulling is ook nodig om osteoporose te voorkom. Plantaardige bronne van kalsium, bv. sesamsaad, moet fyngekou word tot 'n fyn pasta, amper soos grondboontjiebotter, voordat die liggaam die kalsium kan opneem. Die saad kan ook fyngemaal word tot 'n pasta, bv. tahini. Tradisionele dierlike bronne van proteïen moet by elke maaltyd vervang word deur peulgroente of neute. Om voldoende inname van goeie gehalte proteïen te verseker, is dit raadsaam om stysel, groente en vrugte saam met peulgroente of neute by dieselfde maaltyd te eet.

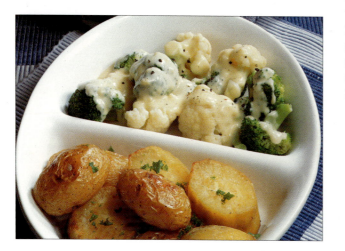

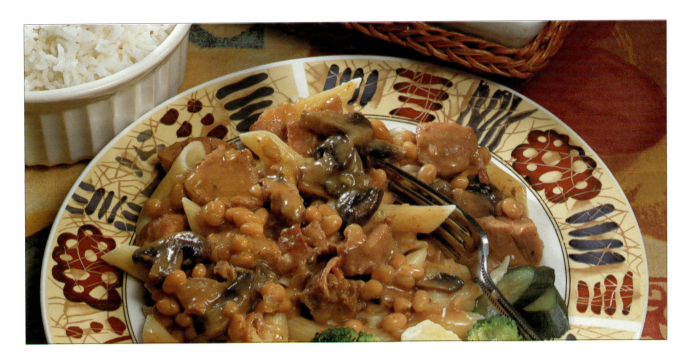

ONTLEDING VAN DIE RESEPTE SE VOEDINGSWAARDE

Die Kassie: Jy sal oplet dat daar by elke resep 'n kassie is met inligting oor die voedingswaarde. Alle hoeveelhede is afgerond tot die naaste heelgetal. Dit bevat die volgende gegewens, en die hoeveelhede per porsie word aangegee:

Glukemiese Indeks (GI) – Dit is 'n beraamde waarde. Die werklike waarde sal waarskynlik laer wees as gevolg van die interaksie tussen die verskillende voedingstowwe.

Vet (g) – Hierdie getal dui die totale vetinhoud van die porsie per persoon aan. Hoewel die versadigde-vet- en cholesterolinhoud nie aangegee word nie, is dit deurgaans laag gehou in die boek. Die Jack Spratt-logo's dui aan in watter mate die resep voldoen aan die vereistes vir lae versadigdevet-inhoud soos uiteengesit in GIFSA se spesifikasies, sowel as dié van die Hartstigting (kyk bladsy 24).

Koolhidrate (g) – Hierdie waarde dui die totale koolhidraatinhoud per porsie aan, en sluit die koolhidrate in die suiwel, stysel, groente en vrugte in.

Vesel (g) – Dit verteenwoordig die totale hoeveelheid vesel per porsie, en sluit oplosbare sowel as onoplosbare vesel in.

Proteïen (g) – Dit verteenwoordig die totale hoeveelheid proteïen per porsie.

Kilojoules (kJ) – Dit is die totale hoeveelheid kilojoules (energie) per porsie.

Om te herlei tot kalorieë, deel net deur 4.2.

By elke resep word die eenhede per porsie aangegee, byvoorbeeld: Een porsie is gelyk aan 1 STYSEL en 1 PROTEÏEN. Die **voedingswaarde van een porsie uit elke voedselgroep** is soos volg:

Suiwel – die ontleding is van toepassing vir 'n porsie laevet-suiwel:
530 kJ, 8 g proteïen, 5 g vet en 12 g koolhidrate.
Waar van toepassing, is die ontleding van 'n porsie vetvrye suiwel gebruik:
340 kJ, 8 g proteïen, 0 g vet en 12 g koolhidrate.

Proteïen – die ontleding is van toepassing vir 'n porsie laevet-proteïen:
328 kJ, 7 g proteïen en 5,5 g vet.

Stysel – 'n porsie stysel bevat die volgende:
289 kJ, 15 g koolhidrate, 2 g proteïen en slegs spore van vet.

Vet – 'n porsie vet bevat die volgende:
190 kJ en 5 g vet.

Groente – die hoeveelheid kilojoules en koolhidrate in een porsie van 'n beperkte groentesoort is:
119 kJ, 7 g koolhidrate en 2 g proteïen.
Waar die ander voedselgroepe in 'n resep al die kilojoules in beslag neem, word die kilojoules van die beperkte groente nie getel nie, selfs al sou die resep 'n bietjie beperkte groente bevat. Vry groentesoorte bevat minder as 105 kJ per 100 g groente.

Vrugte – 'n porsie vrugte bevat die volgende:
170 kJ en 10 g koolhidrate.

INHOUDSMATE

Die hoeveelhede wat volg, is in alle resepte in die boek gebruik (afkortings tussen hakies).
Metrieke maatlepels, maatkoppies en maatbekers is deurgaans gebruik.

¼ teelepel (t) = 1,25 ml
½ teelepel (t) = 2,5 ml
1 teelepel (t) = 5 ml
1 dessertlepel (D) = 12,5 ml
1 eetlepel (E) = 15 ml

¼ koppie (k) = 60 ml
⅓ koppie (k) = 80 ml
½ koppie (k) = 125 ml
¾ koppie (k) = 180 ml
1 koppie (k) = 250 ml

JACK SPRATT
SE LAER-VET-PRODUKTE

Jack Spratt se laer-vet-produkte is 'n reeks gemerkte produkte met 'n lae vetinhoud, 'n aangeduide GI-waarde en baie min natrium. Dit word in party restaurante aangebied as 'n aparte, lae-GI-, laevet-spyskaart, en die logo verskyn ook op uitgesoekte produkte in supermarkte. Hier volg 'n lys van die logo's vir die verskillende klassifikasies met hul verklarings. Daar is 'n Jack Spratt-logo by elke resep.

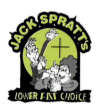

Jack Spratt Groen Plus beteken dat die produk:
- so te sê vryelik geëet kan word,
- baie min totale vet, versadigde vet en cholesterol bevat (≤ 3 g vet/100 g voedsel),
- 'n baie lae of lae GI het (0–55) en
- min natrium bevat.

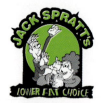

Jack Spratt Groen beteken dat die produk:
- dikwels, d.w.s. meestal, geëet kan word,
- min totale vet, versadigde vet en cholesterol bevat (≤ 10 g vet/100 g voedsel),
- 'n lae GI het (0–55) en
- min natrium bevat.

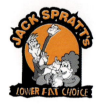

Jack Spratt Oranje beteken dat die produk:
- net per geleentheid geëet behoort te word (diabete behoort dit slegs na matige oefening te eet),
- effens meer totale vet, versadigde vet en cholesterol bevat, maar steeds heelwat minder as die gewone produk (≤ 15 g vet/100 g voedsel),
- 'n intermediêre GI het (0–69) (party van hierdie produkte mag 'n lae GI hê, maar val in dié groep as gevolg van die effens hoër vetinhoud), en
- min natrium bevat.

Al die resepte in *Eet vir Volgehoue Energie* het 'n lae vetinhoud en die meeste het 'n lae GI-waarde. Dié met 'n intermediêre GI-waarde is meestal as gevolg van die meel daarin, nie suiker nie. Die GI-waarde van al die resepte is laer as 62, wat as 'veilig' beskou word. Al die resepte in dié boek word onderskryf deur GIFSA (Glycaemic Index Foundation of South Africa), waarvan Jack Spratt die amptelike logo is.

Die Glukemiese Indeks-lys van laevet-voedselsoorte

Voedselsoorte is in GI-volgorde, met die laagste GI bo-aan.
(Die GI-waarde van glukose = 100)

Lae GI (0–55):

Suiwel	Ontbytgraan	Stysels	Vrugte	Groente	Happies/Suiker	Drankies
Laevet-/ Afgeroomde melk (gewoon en gegeur) Laevet-/vetvrye jogurt (gewoon en versoet) Laevet-/vetvrye vla (versoet en onversoet) Laevet-roomys (versoet en onversoet)	Bokomo ProNutro Wholewheat (Original en Apple Bake) Kellogg's Hi-Fibre Bran Koue mieliepap Hawersemels Kellogg's All-Bran Flakes met afgeroomde melk Bokomo ProNutro Original met laevetmelk *fine form* muesli **Brood** PRO-VITA Saadbrood Pumpernickel Enige ander brood met baie heel graan, gebreekte koring en hawersemels daarin	Peulgroente: alle droë en ingemaakte boontjies, ertjies, lensies, dahl-ertjies, gebakte boontjies en ingemaakte pasta Gekookte gort Gekookte koring Pasta gemaak van durum-koring (semolina) Patats Mielies Afgekoelde stampmielies	Alle sagte vrugte bv. appelkose, kersies, perskes, pruime, pere, appels, ens. Alle sitrusvrugte bv. lemoene, nartjies, pomelos en suurlemoene Kiwi vrugte en druiwe – hou die porsies dop!	Al die groente wat nie 'n intermediêre of hoë GI het nie	Fruktose – nie meer as 20 g per dag nie Suikervrye lekkers Suikervrye konfyt Tuisgemaakte laevet-springmielies	Suikervrye koeldrank Sap van lae-GI-vrugte – slegs 1–2 glase! Sustagen

Intermediêre GI (56–70):

Suiwel	Ontbytgraan	Stysels	Vrugte	Groente	Happies/Suiker	Drankies
Geen	Kellogg's Strawberry Pops Kellogg's Fruitful Bran Bokomo ProNutro Flakes Tastee Wheat Kellogg's Corn Pops Kellogg's Frosties Kellogg's Choco's Kellogg's All-Bran Flakes Shredded Wheat Mieliepap – herverhit of met bygevoegde heel mielies **Brood** Rogbrood Ryvita	Suikermielies Bruin rys met lensies Jong aartappeltjies in die skil Couscous Mieliepap – herverhit of met bygevoegde heel mielies Basmati-rys	Tropiese vrugte, bv. piesangs, mango's, sultanas, papaja, pynappel en lietsjies Droëvrugte: Sultanas, dadels en rosyntjies Spanspek	Beet Marogo Spinasie	Bakers Home-wheat Digestive Biscuits Laevet-koekies wat hawer-semels bevat Laevet-semel- of vrugtemuffins /-pannekoek Laevet-plaatkoekies wat hawersemels bevat Rou heuning Konfyt Suiker *fine form* geblikte perskes *fine form* appelkooskonfyt	Sap van vrugte met 'n intermediêre GI – slegs 1 glas! Gewone koeldrank – gaskoeldrank en aanmaak-koeldrank

Hoë GI (70 en hoër):

Suiwel	Ontbytgraan	Stysels	Vrugte	Groente	Happies/Suiker	Drankies
Geen	Mieliemeel – verfyn en grof Puffed Wheat Maltabella Kits-hawermout	Aartappels: gekook, kapok-aartappel, gebak en gebraai Kits-noedels Rys, veral klewerige rys Stampmielies Mielierys **Brood** Alle bruin, wit en gewone volkoring-brood, alle broodrolletjies en enigiets wat met meelblom, broodmeel en volkoringmeel gemaak is Ryskoekies Snackbread	Waatlemoen Droëvrugterolle	Geelwortels en wortelsap Pampoen, hubbard-pampoen, botterskorsie Witwortels	Lekkers – jellie-tipe en suiglekkers Bakers Marie-beskuitjies Verwerkte heuning Glukose Maltose	Game Energade Powerade Lucozade Lucozade-Sport

Die GI-navorsing wat tans deur die Glycemic Index Foundation of South Africa (GIFSA) gedoen word, word goedgunstiglik geborg deur Novo Nordisk, National Brands en Bokomo. Die GI-lys brei voortdurend uit namate nog produkte op 'n gereelde grondslag getoets word.

WOORDELYS

Aftakelende siekte Lewenstylsiektes soos diabetes, hoë bloeddruk, obesiteit, kanker, AGHS, ME, kardiovaskulêre siekte, ensovoorts.

AGHS (Aandaggebrek-hiperaktiwiteit-sindroom) Kinders met AGHS het 'n kort aandagspan, hulle aandag word maklik afgelei, hulle is impulsief en ooraktief.

Antioksidant Antioksidante is stowwe wat vrye radikale deaktiveer en sodoende die liggaam teen hul skadelike effek (veroudering, hartsiektes, kanker, ens.) beskerm.

Betakaroteen 'n Stof wat in rooi, oranje en geel vrugte en groente, asook in blaargroente voorkom. Dit is 'n kragtige antioksidant en bied dus beskerming teen kanker en aftakelende siektes.

Diabetes Diabetes is die toestand waar die liggaam nie glukose in die bloed behoorlik kan gebruik nie, omdat die pankreas nie genoeg (of hoegenaamd geen) insulien produseer nie. Glukose in die bloed is hoofsaaklik afkomstig uit koolhidrate in die dieet. Die liggaam kan ook glukose uit proteïen en/of vet in die liggaam of dieet vervaardig. Insulien stel glukose in staat om van die bloed in die selle te beweeg waar dit as brandstof benodig word. Sonder insulien styg bloedglukosevlakke baie hoog en veroorsaak dit verskeie defekte in die liggaam. Mense met diabetes moet daagliks medikasie gebruik of hulself met gereelde tussenposes met insulien inspuit.

DRI (*Dietary Reference Intake*) DRI is gebaseer op vier voedingstofverwysingswaardes en sal die RDA (*recommended dietary allowance*) vervang. Dit sluit die RDA, AI (adequate intake), UL (*tolerable upper level*) en EAR (*estimated average requirement*) in. Dit is 'n beter riglyn om voldoende voedingstofinname te assesseer. (Die Engelse afkortings en terme verskyn gewoonlik op verpakkings, dus het ons dit hier gebruik ter wille van duidelikheid.)

Essensiële vetsure Vetsure is deel van die boustene van dieetvette. Daar is twee essensiële vetsure wat in die dieet voorsien moet word: linoleïensuur (omega 6) en linoleensuur (omega 3). Linoleïensuur kom voor in plantolies soos komkommerkruid- en nagkersolie. Linoleensuur kom voor in sekere kouewatervis- en vlassaadolies. Mits die korrekte voedingstowwe teenwoordig is, kan die liggaam gamma-linoleïensuur (GLS) en eikosapentanoïenesuur (EPA) uit onderskeidelik linoleïen- en linoleensuur vervaardig.

Gelatinering Stysel ondergaan gelatinering wanneer dit aan water en hitte (gaarmaak) blootgestel word. Elke styselkorrel raak gehidreer (met water gevul, soos 'n spons), gevolglik verdik die vloeistof, soos met vla of 'n witsous.

Geregistreerde Dieetkundige Iemand wat spesialiseer in die wetenskaplike studie en regulering van voedselvoorbereiding en -inname.

Glukemiese Indeks (GI) 'n Getallemaat van 0 tot 100 van hoe vinnig en in watter mate 'n koolhidraatvoedsel bloedsuikervlakke affekteer ná inname. Koolhidrate met 'n lae GI word stadiger verteer en geabsorbeer as koolhidraatvoedsel met 'n hoë GI. Gebakte boontjies het bv. 'n lae GI en word stadig en oor 'n lang tyd (sowat twee uur) verteer en geabsorbeer, terwyl brood, wat 'n hoë GI het, vinnig verteer en geabsorbeer word. Brood sal dus 'n hoë, skerp styging in bloeglukosevlakke veroorsaak, en gebakte boontjies sal slegs 'n klein styging in bloedglukose oor 'n langer tyd veroorsaak. Lae-GI-voedsel stel volgehoue energie vry.

Hiperglisemie Die toestand wat voorkom wanneer daar te veel glukose in die bloed is.

Hipoglukemie (Hipoglisemie) Wanneer bloedglukosevlakke te laag is en daar te min glukose in die bloed is.

Insulien Insulien is 'n hormoon wat in die pankreas vervaardig word; dit verlaag hoë bloedglukosevlakke.

Jig 'n Pynlike inflammasie van die gewrigte. Dit word veroorsaak deurdat die niere nie oortollige uriensuur kan uitskei nie en die kristalle dan in die gewrigte ophoop.

Kardiovaskulêre siekte Siektes van die hart en/of bloedvate. Alle kardiovaskulêre siektes word behandel deur verminderde inname van vet in die dieet.

Kilojoule (kJ) Die eenheid waarin die energiewaarde van voedsel gemeet word. Een kalorie is gelyk aan 4.2 kJ.

Koolhidraatlading 'n Dieetkundige manipulasie met die doel om die maksimum voorraad glukose in die spiere op te bou. Groot hoeveelhede (lae-GI-) koolhidrate word een of twee dae voor mededinging ingeneem en proteïen en vet word tot die minimum beperk om die liggaam te help om glukose in die spiere te berg. Koolhidraatlading help om uitputting teen te werk en uithouvermoë te verbeter.

Koolhidrate Alle koolhidrate bestaan uit glukoseketttings wat op verskillende maniere en in kettings van verskillende lengtes verbind is. Verskillende koolhidrate word na gelang van hul chemiese verbinding teen verskillende tempo's geabsorbeer. Glukose is die basiese energie-eenheid vir die liggaam en die brein kan slegs glukose as energiebron gebruik.

Mono-onversadigde vette Hierdie vette is betreklik stabiel tydens oksidasie en het 'n heilsame uitwerking op die liggaam se bloedlipiedprofiel. Bronne sluit in: olywe, olyfolie, canola-olie, avokado en neute. Die aanbeveling is dat 'n derde van die totale vet in die dieet uit mono-onversadigde bronne behoort te kom.

Poli-onversadigde vette Betreklik onstabiele vette wat geredelik geoksideer word. Dit is hoofsaaklik van plantaardige oorsprong en vloeibaar teen kamertemperatuur, bv. sonneblomolie. Onlangse navorsing het getoon dat hoewel poli-onversadigde vette die goeie cholesterol (HDL) laat styg, hulle ook die slegte cholesterol (LDL) laat styg. Om dié rede word aanbeveel dat dit slegs 'n derde van die totale vetinname moet uitmaak. Olies behoort in donker, lugdigte bottels gebêre te word en in klein hoeveelhede om te verseker dat dit altyd vars is. Verhitte olies (bv. aartappelskyfies wat in olie gebraai is) produseer trans-vetsure wat verskeie metaboliese prosesse belemmer.

Prikkelbare derm-sindroom (*Irritable Bowel Syndrome*) Ook bekend as 'n spastiese kolon. Daar word vermoed dat dit veroorsaak word deur die abnormale werking van die dun- en/of dikderm. Die gevolg is winderigheid, krampe en afwisselende hardlywigheid en diarree.

Proteïen Proteïene is komplekse molekules wat bestaan uit aminosure. Dit is nodig vir groei, herstel en instandhouding van liggaamstrukture.

RDA (*Recommended Dietary Allowance*) Die minimum beraamde hoeveelheid vitamiene en minerale wat die menslike liggaam nodig het om simptome van 'n tekort te voorkom. (Sien ook DRI.)

Vegetariese dieet 'n Dieet wat geen vleis van diere bevat nie, maar eiers en melk kan insluit.

Versadigde vette Versadigde vette is hoofsaaklik van dierlike oorsprong en is solied teen kamertemperatuur, bv. botter en vet. Hoe harder die vet, hoe nadeliger is dit vir kardiovaskulêre gesondheid.

Vesel Vesel is dié deel van plantaardige voedsel wat nie deur menslike verteringsensieme afgebreek word nie en word in die stoelgang uitgeskei. Vesel absorbeer water en hou sodoende die stoelgang sag, dus help dit met hardlywigheid en diarree. Daar is twee soorte vesel: oplosbaar (bv. hawermout en peulgroente) en onoplosbaar (koringvesel). Oplosbare vesel verlaag die GI van voedsel baie effektief, terwyl onoplosbare vesel geen uitwerking op die GI het nie, tensy baie groot hoeveelhede bygevoeg word. Die liggaam benodig albei soorte vesel.

Vette Dieetvette kan versadig (hoofsaaklik van dierlike oorsprong), poli- of mono-onversadig (albei hoofsaaklik van plantaardige oorsprong) wees. Geprosesseerde vette soos margarien bevat transvetsure wat talle metaboliese prosesse belemmer. 'n Klein bietjie vet in die dieet is noodsaaklik – die aanbeveling is ewe veel van elke soort, maar nie meer as 30% van die totale energie in die dieet nie.

Vrye radikale 'n Onstabiele, uiters reaktiewe suurstofmolekule (bv. hidroksied) wat alles waarmee dit in aanraking kom, oksideer (beskadig). Vrye radikale word vrygestel wanneer stowwe ookal in die liggaam geoksideer (verbrand) word. Oksidasie van stowwe is nodig vir alle normale metaboliese prosesse, dus is dit belangrik dat die dieet voldoende antioksidante moet bevat om hierdie vrye radikale te neutraliseer.

MUESLI MET VRUGTE EN NEUTE

Lewer 500 g (10 x 50 g-porsies)

225 g (2½ k) hawermout
75 g (1½ k) All-Bran Flakes
75 g (1½ k) Hi-Fibre Bran-ontbytgraan
15 g (1½ E) rosyne
125 ml (½ k) sultanas
50 g (4 E) gekapte droëperskes, -pere,
    -appels en appelkose
30 g (4 E) gekapte gemengde neute

VOEDINGSWAARDE PER PORSIE

Glukemiese indeks 58 ● Vet 4 g
Koolhidrate 28 g ● Vesel 7 g
Proteïen 5 g ● kJ 736

Een 50 g-porsie is gelyk aan
1½ stysel en 1 vet

1 Meng al die bestanddele saam.
2 Bêre in 'n lugdigte houer.
3 Sit voor met 250 ml laevetmelk.

DIEETKUNDIGE SE OPMERKINGS:

● Wanneer die muesli met melk geëet word, word die GI effens verlaag tot onder 55.
● Hierdie muesli is geskik vir **koolhidraatlading**, aangesien dit 'n hoë langwerkende koolhidraatinhoud het sonder te veel vet of proteïen.
● Vir **spastiese kolon-lyers** moet die rosyne en sultanas weggelaat en die neute baie fyn gekap word. (Voeg meer gekapte droëvrugte by in plaas van die rosyne.)
● Die **Jack Spratt Groen Plus** geld slegs as die muesli met 250 ml laevetmelk geëet word; anders sal dit **Jack Spratt Oranje** wees.

SEMEL-EN-HAWERMOUTBROOD

Lewer 18 snye

10 ml (2 t) droë kitsgis
400 ml louwarm water
15 ml (1 E) suiker
500 ml (2 k) hawermout
625 ml (2½ k) Nutty Wheat-meel, gesif
250 ml (1 k) hawersemels, in die koppie
    vasgedruk
250 ml (1 k) Hi-Fibre Bran-ontbytgraan
2,5 ml (½ t) sout
1 appel, gerasper (MOENIE UITLAAT NIE)
30 ml (2 E) canola- of olyfolie

VOEDINGSWAARDE PER SNY

Glukemiese indeks 60 ● Vet 4 g
Koolhidrate 26 g ● Vesel 5 g
Proteïen 5 g ● kJ 668

Een sny is gelyk aan 2 stysel

1 Plaas die kitsgis in 'n koppie met 50 ml van die louwarm water en 5 ml van die suiker. Roer om al die giskorrels op te los en hou eenkant sodat die gis kan begin werk.
2 Plaas al die droë bestanddele en gerasperde appel in 'n groot bak en meng goed, maar nie te lank nie.
3 Maak twee holtes in die droë bestanddele en gooi die helfte van die water in elke holte.
4 Gooi die olie in een holte, maak seker dat die gis werk (skuim) en gooi dit in die ander holte met water.
5 Meng goed met 'n houtlepel (dit sal moeilik wees, want die mengsel is baie styf), maar weer eens nie te lank nie.
6 Skep die stywe deeg in 'n gesmeerde broodpan.
7 Strooi hawermout oor, druk dan die brood met jou hande plat en versprei die hawermout oor die hele brood.
8 Laat 30 minute op 'n warm plek staan om te rys.
9 Bak 60 minute teen 180 °C, of tot die brood van die rand van die broodpan af begin loskom.

Die resep lewer 'n baie digte, klam, swaar brood wat heerlik is by sop of vir koffiehuis-tipe oop broodjies.
Dit is nie geskik om in 'n kosblik te pak nie.
Die brood vries goed, mits dit eers gesny word.

DIEETKUNDIGE SE OPMERKINGS:

● Die brood het 'n baie hoë veselinhoud en is dus baie dig en swaar; meer soos die Duitse brode as ons gewone spons-tipe brood. Geskik vir **koolhidraatlading**.
● Geen proses moet meer as 2–3 minute duur nie, en die totale klits-en-mengtyd van 'n resep moet nooit langer as 5 minute wees nie, aangesien dit die GI verhoog.

Semel-en-hawermoutbrood, en Muesli met vrugte en neute

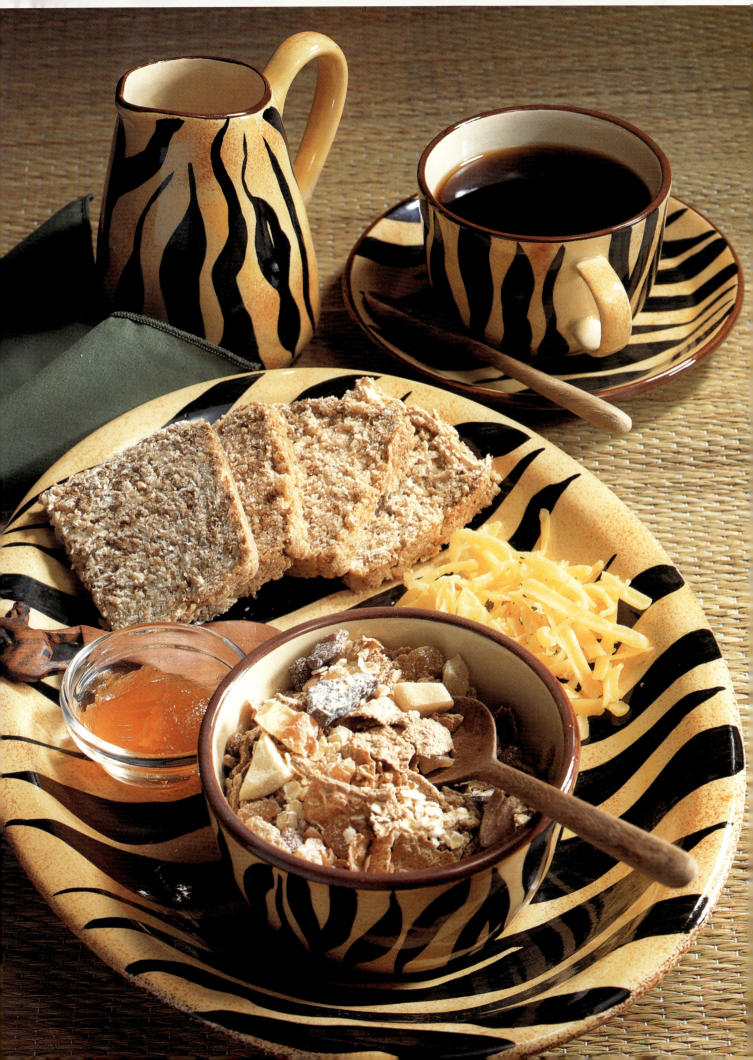

KAMP-MUESLI
Lewer 500 g (10 x 50 g-porsies)

180 g (2 k) hawermout
90 g (1 k) volkoring-ProNutro
60 ml (¼ k) Hi-Fibre Bran-ontbytgraan
45 ml (3 E) sultanas
60 ml (4 E) gekapte droëperskes, -pere,
    -appelkose of -appel
80 ml (⅓ k) grof gekapte, gemengde
    neute
60 ml (¼ k) afgeroomde melkpoeier
125 ml (½ k) bruinsuiker

1 Meng al die bestanddele saam.
2 Bêre in 'n lugdigte houer.
3 Sit voor met laevetmelk of water.

DIEETKUNDIGE SE OPMERKINGS:

● Dié muesli is spesiaal geformuleer om met water geëet te word sodat dit geriefliker is vir **stappers**, **kampeerders** en **reisigers**.
● Dit is ook geskik vir **diabete**, saam met water of laevetmelk
● Met water is die GI 56.
● Met laevetmelk sal die GI laer wees.
● Hierdie muesli is ook geskik vir **koolhidraatlading**, aangesien dit heelwat lae-GI-koolhidrate bevat en nie te veel proteïen en vet nie. Eet verkieslik met water vir koolhidraatlading.

VOEDINGSWAARDE PER PORSIE

Glukemiese indeks 56 ● Vet 5 g
Koolhidrate 28 g ● Vesel 6 g
Proteïen 6 g ● kJ 789

EEN 50 G-PORSIE is gelyk aan net minder as 2 STYSEL en 1 VET

PLAATKOEKIES
Lewer 10 plaatkoekies

125 ml (½ k) meel, gesif voordat dit
    afgemeet is
15 ml (3 t) bakpoeier
2,5 ml (½ t) sout
2 eiers
250 ml (1 k) oorskiet-hawermoutpap
100 ml (⅖ k) hawersemels
5 ml (1 t) canola- of olyfolie
250 ml (1 k) laevetmelk

1 Sif meel, bakpoeier en sout saam.
2 Klits die eiers.
3 Voeg die eiers, hawermoutpap, hawersemels en olie by die meelmengsel en klits tot donsig, maar nie langer as 1–2 minute nie, aangesien klits die GI verhoog. Voeg genoeg melk by om 'n drupbeslag te verkry.
4 Bak eetlepels vol in 'n warm kleefvrye pan, of in 'n pan wat liggies met kossproei bespuit is.
5 Sit voor met gerasperde laevetkaas, Bovril of Marmite, 'n geposjeerde eier, appelkooskonfyt of marmelade. MOENIE margarien of botter opsmeer nie. Sit slegs die bolaag op.

DIEETKUNDIGE SE OPMERKINGS:

● Die bolae is nie by die uiteensetting van die voedingstowwe in die kassie ingereken nie.
● Hoewel dié plaatkoekiebeslag twee lae-GI-bestanddele (hawermoutpap en hawersemels) bevat, is die GI steeds hoër as 55. Dit is te wyte aan die meel.
● **Sodra 'n resep meel bevat, gaan die GI op.**
● Wanneer die meel gesif word voordat dit afgemeet word, is die kans skraler dat jy te veel sal gebruik.

VOEDINGSWAARDE PER KOEKIE

Glukemiese indeks 59 ● Vet 3 g
Koolhidrate 10 g ● Vesel 1 g
Proteïen 4 g ● kJ 355

EEN PLAATKOEKIE is gelyk aan 1 STYSEL en ½ VET

Kamp-muesli, en Plaatkoekies

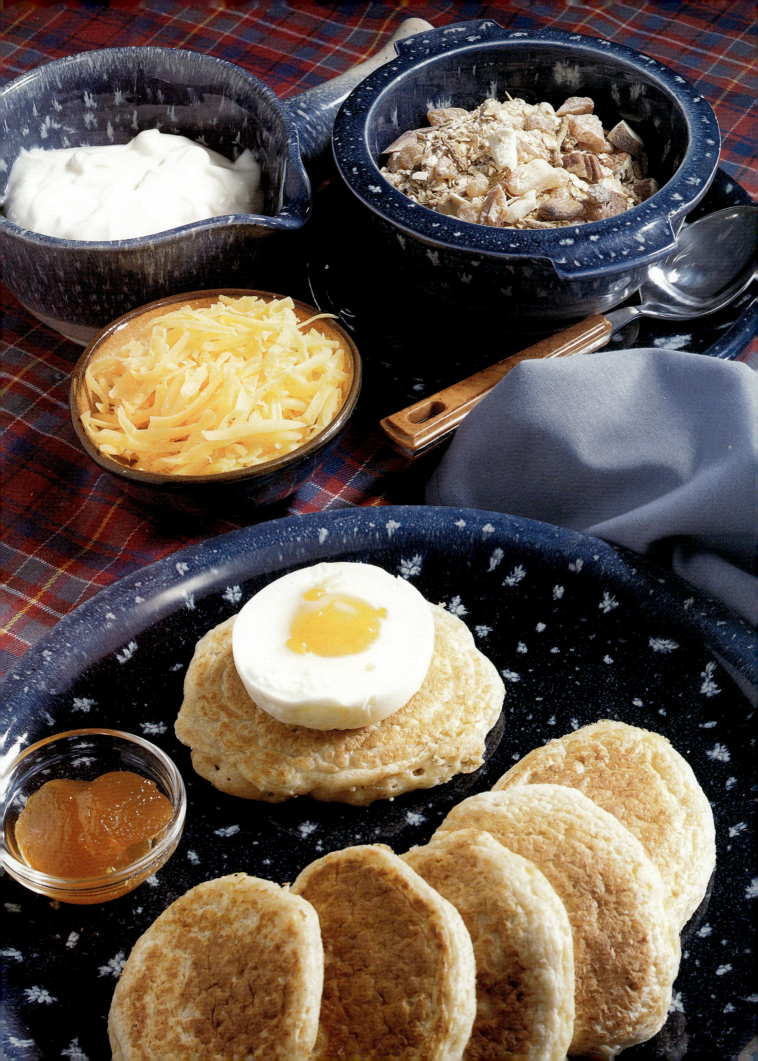

SPESIALE FLAPPERTJIES

Lewer ongeveer 20 flappertjies (6 cm in deursnee)

1 eier, effens geklits
10 ml (2 t) suiker
2 ml (½ t) sout
250 ml (1 k) laevet- of afgeroomde melk
5 ml (1 t) canola- of sonneblomolie
250 ml (1 k; 120 g) koekmeel,
　gesif voordat dit afgemeet is
5 ml (1 t) koeksoda
5 ml (1 t) bakpoeier
125 ml (½ k; 50 g) hawersemels
1 groot appel, met die skil gerasper

1 Klits die eier liggies met 'n draadklopper in 'n mengbak.
2 Voeg die suiker en sout by en klits, maar net nie langer as 1 minuut nie.
3 Voeg die helfte van die melk en olie by. Klits, maar nie langer as 1 minuut nie.
4 Sif meel, koeksoda, bakpoeier en sout saam en roer geleidelik met 'n houtlepel by die eier-en-melkmengsel in tot dit glad en sonder klonte is. Moenie te veel meng nie.
5 Voeg orige melk, hawersemels en gerasperde appel by. Meng liggies. Laat beslag 10 minute staan tot bestanddele klam is.
6 Verhit 'n kleefvrye pan en bespuit met kossproei. Skep omtrent 4 aparte eetlepels beslag in die pan en braai die vier flappertjies oor matig tot hoë hitte tot blasies bo-op vorm en die onderkante ligbruin is. Keer om en braai ander kant bruin. Herhaal met die orige beslag.

DIEETKUNDIGE SE OPMERKINGS:

● Dis nie nodig om die flappertjies met margarien of botter te smeer nie. Eet droog met 'n bietjie marmelade of appelkooskonfyt en laevetkaas, indien verkies.
● Moenie die beslag te veel klits nie. Klits maak dit makliker verteerbaar en verhoog dus die GI van die flappertjies.
● Dit is **baie belangrik om die appel by te voeg**, aangesien dit die bestanddeel is wat die GI van die flappertjies verlaag.

VOEDINGSWAARDE PER FLAPPERTJIE

Glukemiese indeks 60 ● Vet 1 g
Koolhidrate 8 g ● Vesel 0,6 g
Proteïen 2 g ● kJ 213

EEN FLAPPERTJIE is gelyk aan ½ STYSEL

GESONDE HAWERMOUTBROOD

Lewer 14 snye

150 ml (⅗ k) hawermout
250 ml (1 k) hawersemels
375 ml (1½ k) meel, gesif voordat dit afgemeet is
250 m (1 k) volkoring-ProNutro
5 ml (1 t) sout
20 ml (4 t) bakpoeier
20 ml (4 t) suiker
1 eier
200 ml (⅘ k) laevetmelk
25 ml (2 D) water

1 Meng die hawermout, hawersemels, meel, ProNutro, bakpoeier, sout en suiker in 'n groot bak.
2 Klits eier, melk en water saam, maar nie langer as 1 minuut nie.
3 Voeg die eiermengsel by die meelmengsel en roer tot die droë bestanddele net klam is.
4 Vorm die deeg met jou hande in 'n sagte bal; voeg nog hawermout by indien dit aan jou hande kleef. Bedek die deegbal met hawermout en vorm in 'n ronde brood. Plaas op 'n bakplaat en bak sowat 1 uur teen 180 °C.

Klop die brood met jou kneukels om te toets of dit gaar is. As dit hol klink, is dit deurgebak en gereed om uit die oond te kom.
'n Baie maklike broodjie om by 'n braai of saam met sop te geniet.
Die brood vries goed, heel of gesny. Ontdooi elke sny in 'n broodrooster wanneer benodig.

● Omdat meel 'n hoë GI het, word 'n deel daarvan vervang met hawermout, hawersemels en volkoring-ProNutro, wat 'n laer GI het. Dit lewer 'n swaarder, maar baie smaaklike broodjie. Dit moet egter vars geëet word.
● 'n Uitstekende brood **om cholesterol te verlaag**, danksy die groot hoeveelheid hawermout en hawersemels daarin.

Spesiale flappertjies, en Gesonde hawermoutbrood

VOEDINGSWAARDE PER FLAPPERTJIE

Glukemiese indeks 61 ● Vet 2 g
Koolhidrate 20 g ● Vesel 3 g
Proteïen 5 g ● kJ 515

EEN SNY BROOD is gelyk aan 1½ STYSEL

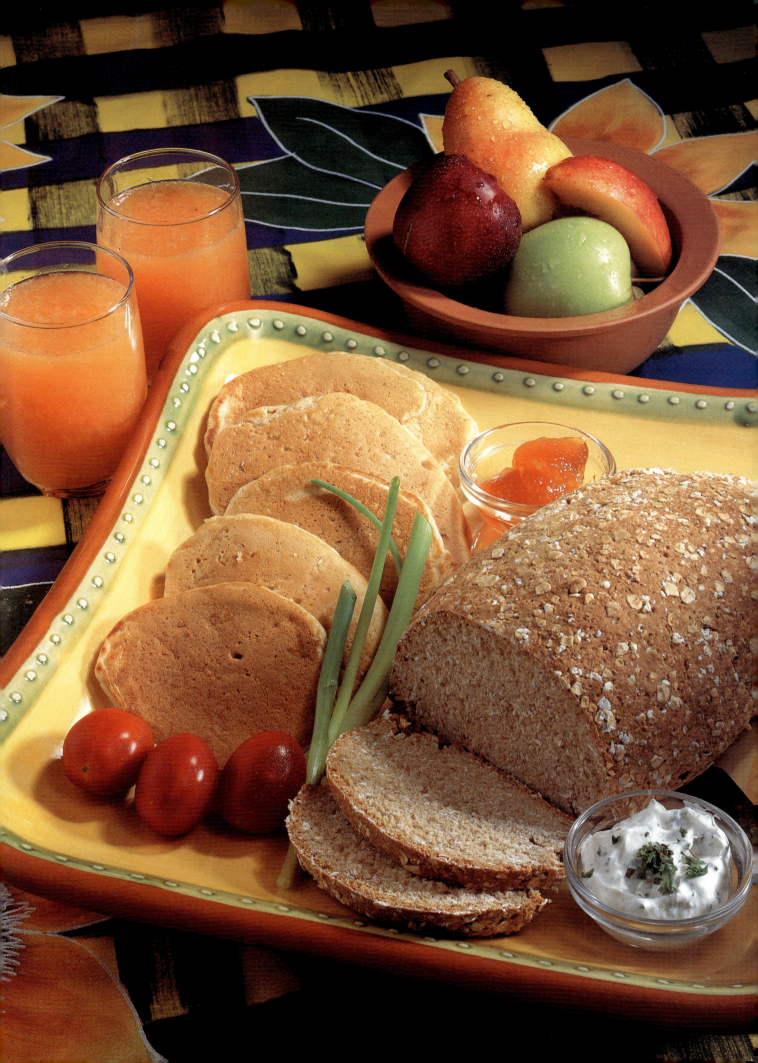

HAWERMOUT-ONTBYTROLLETJIES

Lewer 15 sagte, plat broodrolletjies

500 ml (2 k) hawermout
375 ml (1½ k) laevetmelk, louwarm
    gemaak
10 ml (2 t) droë kitsgis
30 ml (2 E) suiker
50 ml (4 D) 'lite' margarien, gesmelt
5 ml (1 t) sout
375 ml (1½ k) koekmeel, gesif voordat
    dit afgemeet is
125 ml (½ k) volkoring-ProNutro

1 Plaas die hawermout in 'n glasbak, voeg louwarm melk by en laat 30 minute week.
2 Los kitsgis en 10 ml van die suiker op in 50 ml louwarm water en laat staan tot dit skuim.
3 Voeg die suurdeegmengsel, suiker, margarien, sout, meel en ProNutro by die hawermoutmengsel. Roer om 'n baie stywe deeg te verkry. Voeg louwarm water by, indien nodig, maar nie meer as 50 ml nie.
4 Knie die deeg op 'n meelbestrooide oppervlak tot 'n sagte bal; voeg nog hawermout by indien dit aan jou hande kleef. Plaas die deeg in 'n mengbak, bedek met kleefplastiek en laat 1 uur staan om te rys, of laat dit in die mikrogolfoond rys (kyk hieronder) tot dubbel die volume.
5 Knie af en vorm in 15 rolletjies. Plaas op 'n ongesmeerde bakplaat, bedek met 'n klam, skoon teedoek en laat op 'n warm plek staan, of in 'n oond teen 50–60 °C, tot dubbel die volume. Bestrooi met meel en bak sowat 25 minute teen 220 °C.
6 Eet vars, of bevries en verhit teen 120 °C om te ontdooi.

Wanneer jy met suurdeeg werk, is dit belangrik dat al die bestanddele louwarm moet wees.
Om gisdeeg in die mikrogolf te laat rys: Plaas die deeg in 'n glas- of keramiekmengbak en bedek met kleefplastiek. Mikrogolf 20 sekondes op hoog, en herhaal elke 15 minute tot die deeg in volume verdubbel het (sowat 1 uur). Laat die deeg heeltyd in die mikrogolf bly.

● Om die GI te verlaag, moes minstens die helfte van die meel vervang word met hawermout en volkoring-ProNutro, wat 'n lae GI het. Dit lewer digter rolletjies wat nie so hoog rys nie. Hulle is egter baie smaaklik en sal beslis die moeite loon, want hul GI is heelwat laer as dié van gekoopte rolletjies.
● Maak hulle dubbel so groot vir hamburgerrolletjies.

TROPIESE VRUGTEMUESLI

Lewer 500 g (10 x 50 g-porsies)

225 g (2½ k) hawermout
75 g (1½ k) Hi-Fibre Bran-ontbytgraan
50 g (1 k) All-Bran Flakes
25 g (2 E) rosyne
75 g droëvrugtevlokkies
50 g (5 E) sultanas
25 g (2 E) gekapte droë-appels

1 Meng al die bestanddele en bêre dit in 'n lugdigte houer.
2 Sit voor met laevetmelk.

Dit bespaar baie moeite as jy die resep op een slag verdubbel of verdriedubbel; muesli bly lank vars.

DIEETKUNDIGE SE AANTEKENINGE:
● Indien hierdie ontbytmuesli met melk geëet word, word die GI verlaag tot onder 55.
● Hierdie muesli is geskik vir **koolhidraatlading**, aangesien dit heelwat lae-GI-koolhidrate bevat en nie te veel proteïen en vet nie.
● Dit is die beste keuse vir **verslankers**, aangesien dit slegs die klein bietjie vet bevat wat in volgraan-ontbytkos aangetref word. Sit voor met afgeroomde melk.

Tropiese vrugtemuesli, en Hawermout-ontbytrolletjies

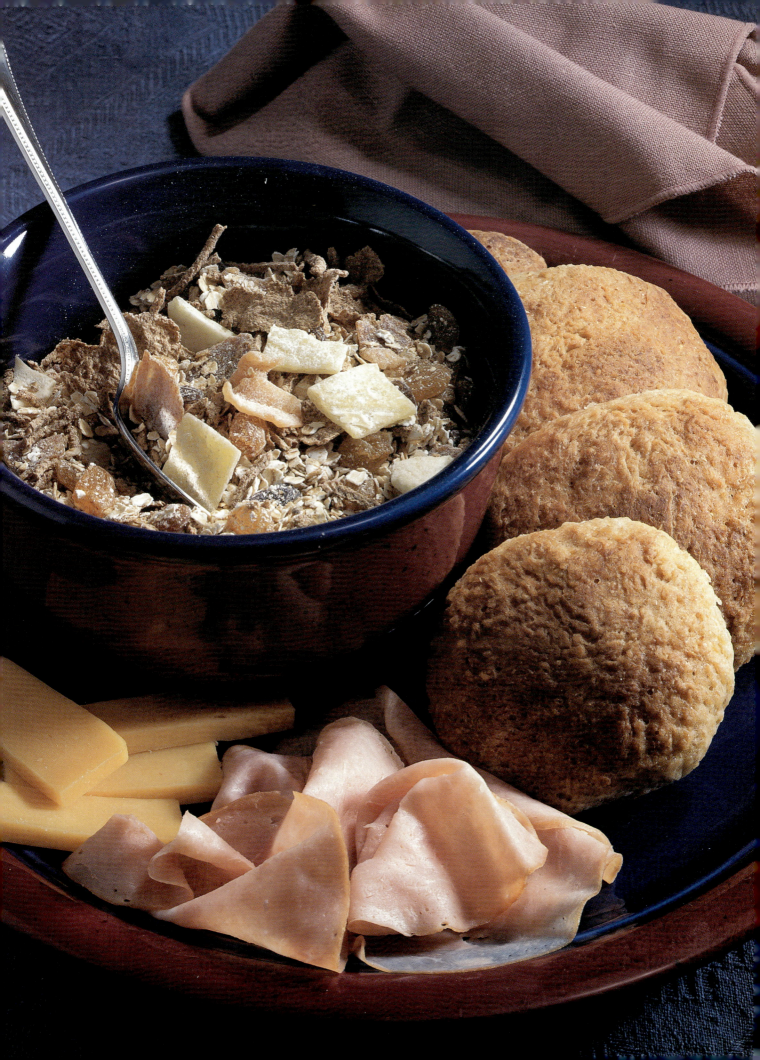

DADEL-EN-HAWERMOUTMUFFINS
Lewer 12 muffins

250 ml (1 k) volkoringmeel
250 ml (1 k) hawersemels
10 ml (2 t) bakpoeier
2 ml (½ t) fyn kaneel
1 ml (¼ t) fyn neutmuskaat
1 ml (¼ t) fyn naeltjies
45 ml (3 E) 'lite' margarien
1 groot appel, geskil en gerasper
125 ml (½ k) gekapte dadels
150 ml (⅗ k) afgeroomde melk
15 ml (1 E) bruinsuiker
2 eierwitte, geklop tot sagtepuntstadium

1 Voorverhit die oond tot 200 °C.
2 Sif die meel en voeg weer die semels by. Voeg die hawersemels, bakpoeier, kaneel, neutmuskaat en naeltjies by. Meng liggies met 'n lepel; lig die meelmengsel op om lug in te werk.
3 Vryf die margarien in.
4 Voeg die appels en dadels by. Meng goed, maar nie langer as 1 minuut nie.
5 Voeg die melk en bruinsuiker by en vou dan die styfgeklitste eierwitte in.
6 Skep in muffinpannetjies wat met kossproei bespuit is en bak 15–20 minute in die voorverhitte oond.

DIEETKUNDIGE SE AANTEKENINGE:

- Vergelyk dié resep met die Semelmuffins (bladsy 38), waarvoor 'n hele koppie suiker gebruik word. Laasgenoemde het inderdaad 'n laer glukemiese indeks! Miskien oortuig dít jou dat suiker nie so sleg is as wat ons altyd gedink het nie.

VOEDINGSWAARDE PER MUFFIN

Glukemiese indeks 60 ● Vet 3 g
Koolhidrate 20 g ● Vesel 3 g
Proteïen 4 g ● kJ 533

EEN MUFFIN is gelyk aan 1 STYSEL, 1 VRUG en ½ VET

VOLKORING-HAWERMOUTMUFFINS
Lewer 12 muffins

250 ml (1 k) hawermout
250 ml (1 k) hawersemels
250 ml (1 k) volkoringmeel
250 ml (1 k) semels
60 ml (4 E) suiker
2 ml (½ t) sout
20 ml (4 t) bakpoeier
1 groot appel, gerasper (MOENIE UITLAAT NIE)
30 ml (2 E) 'lite' margarien
250 ml (1 k) afgeroomde melk
2 eiers (gebruik slegs een geel, maar albei witte)
120 ml appelkooskonfyt om op die muffins te smeer (kyk DIEETKUNDIGE SE AANTEKENINGE)

1 Meng al die droë bestanddele met die gerasperde appel; lig die mengsel 'n paar maal met die lepel op om lug in te werk.
2 Vryf die margarien in die droë bestanddele in tot die mengsel soos fyn broodkrummels lyk.
3 Klits die eiers en melk saam en voeg by die ander bestanddele om 'n sagte mengsel te verkry. Moenie te veel meng nie.
4 Skep in 'n gesmeerde muffinpan.
5 Bak 15 minute teen 180 °C.
6 Sit voor SONDER margarien of botter. Sny net elke muffin deur en skep 2 gelykvol teelepels appelkooskonfyt op elkeen.

DIEETKUNDIGE SE AANTEKENINGE:

- Die ontleding langsaan is vir die muffin sonder enige konfyt. Wanneer **die konfyt bykom** soos hierbo beskryf, verlaag die GI tot 55! In dié geval verlaag die appelkooskonfyt in werklikheid die GI omdat appelkose so stadig opgeneem word en 'n laer GI het as meel. Wanneer dit met konfyt geëet word, verander die **Jack Spratt na Groen!**
- DUS ... soms is konfyt op 'n muffin eintlik voordelig, want dit vertraag die opname van die koolhidrate.
- Met die konfyt is hierdie muffins geskik vir **koolhidraatlading**.
- As 2 opgehoopte teelepels gerasperde laevet-cheddarkaas per muffin bykom, vermeerder die vet tot 6 g per porsie, wat steeds binne redelike perke is.

VOEDINGSWAARDE PER MUFFIN

Glukemiese indeks 57 ● Vet 4 g
Koolhidrate 23 g ● Vesel 5 g
Proteïen 6 g ● kJ 649

● EEN MUFFIN (SONDER kaas of konfyt) is gelyk aan 2 STYSEL en ½ VET
● EEN MUFFIN met KONFYT is gelyk aan 2½ STYSEL, ½ VET
● EEN MUFFIN met KAAS is gelyk aan 2 STYSEL, ½ VET en ⅓ PROTEÏEN

Dadel-en-hawermoutmuffins, en Volkoring-hawermoutmuffins

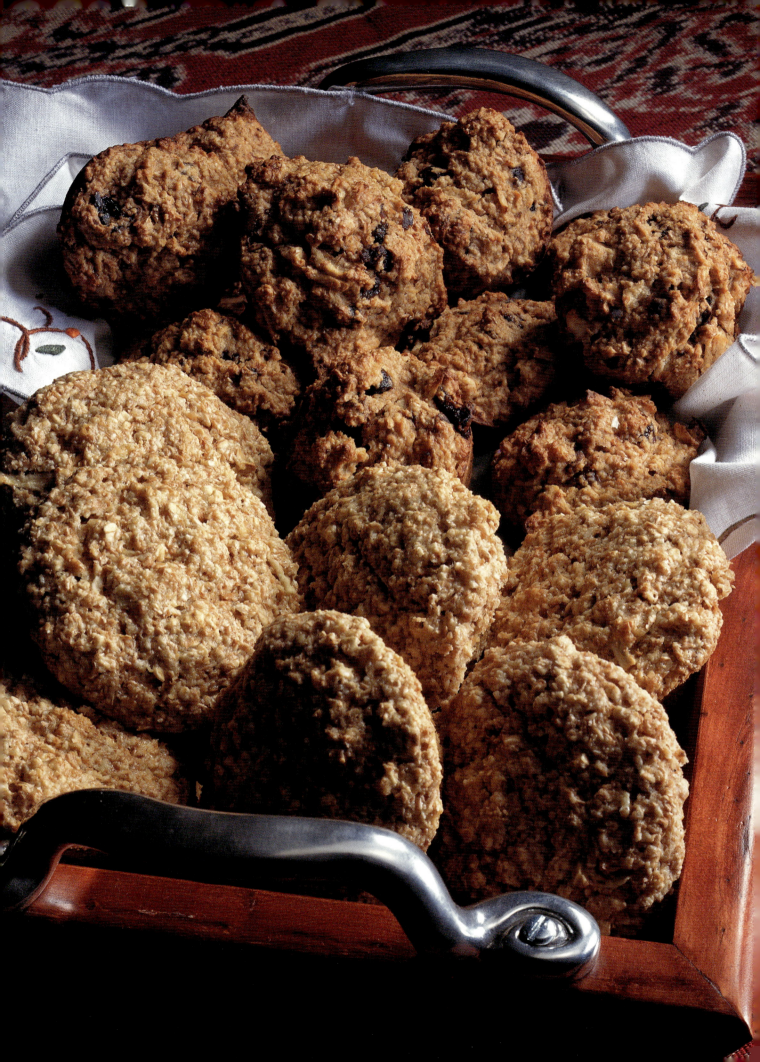

SEMELMUFFINS

Lewer 24 groot muffins. LET OP: *Die beslag moet oornag staan*

2 eiers
150 g (1 k) sagte bruinsuiker
60 ml (4 E) canola-olie
250 ml (1 k) hawersemels, in die
    koppie vasgedruk
375 ml (1½ k) meel, gesif voordat dit
    afgemeet is
500 ml (2 k) spysverteringsemels
2 ml (½ t) sout
15 ml (1 E) koeksoda
1 groot appel, gerasper
250 g (1 k) sultanas
5 ml (1 t) fyn kaneel
500 ml (2 k) laevetmelk
5 ml (1 t) vanieljegeursel

1 Klits eiers, suiker en olie saam.
2 Voeg al die droë bestanddele, die gerasperde appel en die sultanas by. Meng deeglik; lig die mengsel 'n paar maal met die lepel op om lug in te werk.
3 Meng die melk en vanielje en voeg by die meelmengsel. Roer tot goed gemeng, maar moenie te veel meng nie. Plaas oornag in die yskas.
4 Roer voor dit gebak word. Drup in 'n muffinpannetjie en bak 15 minute teen 180 °C.

Die mengsel kan tot 30 dae in die yskas gehou word, maar moenie die beslag vries nie.
Gebakte muffins vries baie goed.

DIEETKUNDIGE SE AANTEKENINGE:
● Hierdie muffins is heerlik klam en hoef nie met margarien of botter gesmeer te word nie.
● Ten spyte van al die hawersemels en semels – ons het soveel moontlik gebruik sonder om tekstuur in te boet – is die GI steeds 58. Dit is te wyte aan die MEEL, nie die SUIKER nie. Selfs met die helfte van die suiker verlaag die GI met slegs 1 punt!

VOEDINGSWAARDE PER MUFFIN
Glukemiese indeks 58 ● Vet 3 g
Koolhidrate 22 g ● Vesel 3 g
Proteïen 3 g ● kJ 507

EEN MUFFIN is gelyk aan 1 STYSEL, 1 VRUG en ½ VET

KAAS-EN-KRUIESKONS

Lewer 12 skons. Geen botter of ander bolaag is nodig vir hierdie skons nie – hulle is heerlik net so!

150 g (1 k) bruismeel, gesif voordat dit
    afgemeet is
7,5 ml (1½ t) bakpoeier
120 g (1 k) hawersemels, in die
    koppie vasgedruk
1 appel, met die skil gerasper
    (MOENIE UITLAAT NIE)
45 ml (3 E) 'lite' margarien
125 ml (½ k) laevetmelk
30 ml (2 E) water
60 g (2 vuurhoutjiedosies) laevet-cheddar-
    of -mozzarellakaas, gerasper
25 ml (2 E) gekapte vars pietersielie
25 ml (2 E) gekapte vars basiliekruid, of
    5 ml (1 t) gedroogde basiliekruid
5 ml (1 t) gedroogde roosmaryn
10 ml (2 t) gerasperde parmesaankaas
25 ml (2 E) blatjang, 'lite' of gewone

1 Sif die meel en bakpoeier in 'n groot bak. Roer die hawersemels en gerasperde appel in; lig die mengsel 'n paar maal met die lepel op om lug in te werk. Vryf die margarien in.
2 Maak 'n holte in die middel. Voeg melk en water by. Meng liggies met 'n mes tot 'n sagte deeg; voeg nog water by, indien nodig.
3 Plaas die deeg op 'n plank wat liggies met meel bestrooi is en knie liggies met slegs die vingerpunte. Rol uit in 'n reghoek van sowat 1 cm dik. Strooi die helfte van die kaas en al die kruie oor die hele oppervlak.
4 Begin by een lang kant en rol op soos 'n Switserse rolkoek. Sny in 2 cm-skywe om klein sirkeltjies te vorm. Rangskik die skywe teen mekaar op 'n bakplaat wat met kossproei bespuit is, smeer 'n bietjie blatjang op en strooi dan die orige kaas oor.
5 Bak 20 minute in 'n voorverhitte oond teen 200 °C, of tot goudbruin. Moenie te lank bak nie; dit droog maklik uit.
6 Sit warm of koud voor.

DIEETKUNDIGE SE AANTEKENINGE:
● Sit dié skons saam met mengelslaai voor vir 'n ligte middagete.
● Hulle is ook ideaal as geurige peuselhappie.
● Hoewel die helfte van die meel met hawersemels vervang is, is die GI steeds hoër as wat ons verwag het. In die praktyk word hierdie muffins egter baie stadiger opgeneem; ons beskou hulle dus as taamlik veilig.

Semelmuffins, en Kaas-en-kruies

VOEDINGSWAARDE PER SKON
Glukemiese indeks 61 ● Vet 5 g
Koolhidrate 16 g ● Vesel 2 g
Proteïen 5 g ● kJ 551

EEN PORSIE is gelyk aan 1 STYSEL, ½ PROTEÏEN en ½ VET

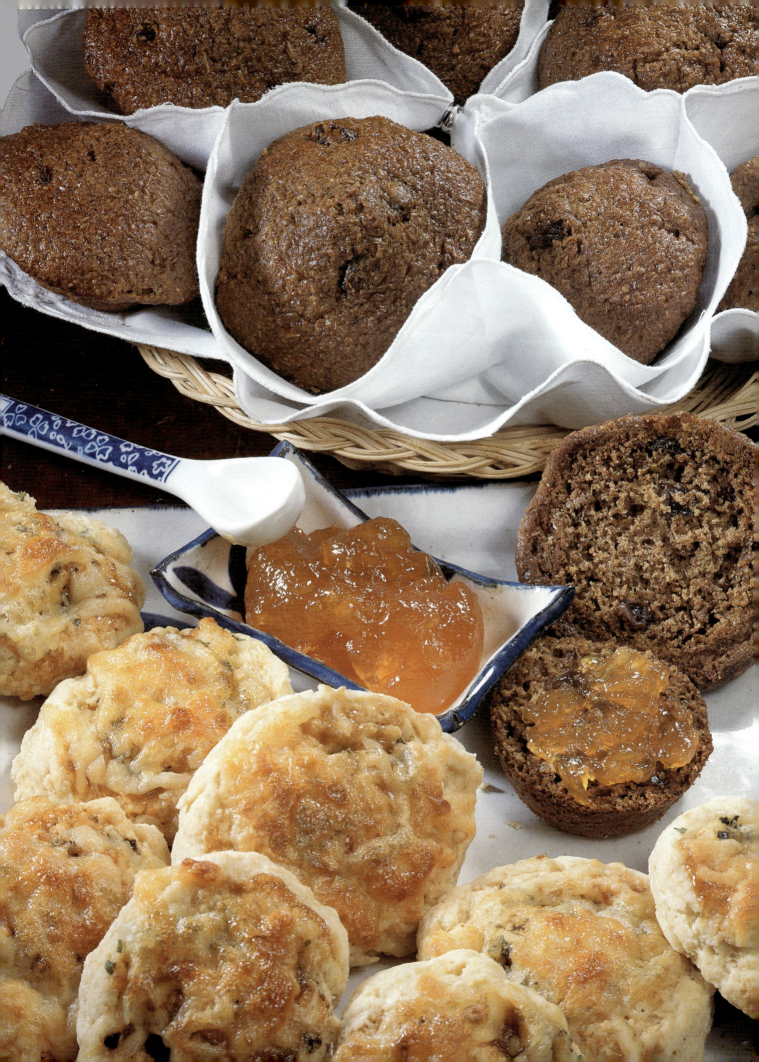

KAMMA-PAMPOENSOP

Lewer 8 porsies as voorgereg of 4 as hoofgereg

5 ml (1 t) canola- of olyfolie
1 groot ui, grof gekap
3 medium patats, geskil en gekap
250 ml (1 k) droë wit wyn
1 hoenderekstrakblokkie of
    20 ml (4 t) ekstrakpoeier, opgelos in
500 ml (2 k) kookwater
bossie vars basiliekruid of
    2,5 ml (½ t) gedroogde basiliekruid
250 ml (1 k) laevetmelk
1 ml (½ t) fyn kaneel
vars gemaalde swartpeper na smaak

1 Verhit die olie in 'n kastrol, voeg die ui by en braai 5 minute oor matige hitte.
2 Voeg die patat, wyn en ekstrak by, bedek en laat 20–30 minute prut tot die patat sag is.
3 Voeg die basiliekruid by en verwerk dan die sop in 'n voedselverwerker of versapper, maar nie langer as 1 minuut nie.
4 Gooi terug in die kastrol, voeg die melk, kaneel en peper by en verhit weer.
5 Sit voor as voorgereg of ligte maal.

Dié sop is 'n goeie plaasvervanger vir die gewone hoë-GI-pampoensop. Gebruik een soplepel per porsie vir 'n voorgereg, en twee soplepels per porsie vir 'n hoofgereg.

VOEDINGSWAARDE PER HOOFGEREGPORSIE

Glukemiese indeks 48 ● Vet 3 g
Koolhidrate 56 g ● Vesel 8 g
Proteïen 7 g ● kJ 1448

EEN PORSIE is gelyk aan 3 STYSEL,
1 BEPERKTE GROENTE en ½ PROTEÏEN/SUIWEL

DIEETKUNDIGE SE AANTEKENINGE:

● Die voedingswaarde wat langsaan aangegee word, is vir 'n hoofgeregporsie. Vir 'n voorgereg word al die waardes gehalveer.
● Die patat wat in hierdie resep gebruik word, verlaag nie net die GI van die sop nie, maar gee ook 'n heerlike geur daaraan.
● Hierdie sop is ideaal vir **koolhidraatlading**, aangesien dit heelwat stadig vrygestelde koolhidrate bevat en baie min proteïen en vet.

TAMATIE-EN-GORTSOP

Lewer 6 porsies

5 ml (1 t) canola- of olyfolie
1 groot ui, fyn gekap
2 knoffelhuisies, fyngedruk of
    10 ml (2 t) gemaalde knoffel
5 ml (1 t) kerriepoeier
1 hoenderekstrakblokkie, opgelos in
1,5 liter (6 k) kookwater
250 ml (1 k) splitlensies of
    rooi lensies
125 ml (½ k) pêrelgort
1 x 410 g-blik tamaties met die sap, gekap
vars gemaalde swartpeper na smaak
gekapte vars pietersielie vir garnering

1 Verhit die olie in 'n groot kastrol. Voeg die ui en knoffel by en roer terwyl dit stadig ligbruin braai.
2 Voeg kerriepoeier by en braai 1 minuut terwyl jy roer.
3 Roer die water, ekstrak, lensies, gort, tamaties en peper in. Verhit tot kookpunt en laat 45 minute tot 1 uur prut tot die lensies en gort sag is.
4 Strooi gekapte pietersielie oor en sit die sop voor met Semel-en-hawermoutbrood (bladsy 28) of Growwe tuisgebakte brood (bladsy 32), indien verkies.

'n Heerlike tamatiesop met 'n effense kerriegeurtjie.
'n Smaaklike, vullende wintersop – 'n maal op sigself.

DIEETKUNDIGE SE AANTEKENINGE:

● Gort het 'n lae GI en bevat baie oplosbare vesel; dit **bind cholesterol** effektief en verlaag die oggend-bloedglukosetelling van **diabete**.
● Hierdie sop het so 'n lae GI dat 'n sny gewone, gekoopte brood daarmee saam geëet kan word, indien verlang. Onthou om die ekstra STYSEL te tel indien die brood geëet word.
● Eet 'n dubbele porsie met 2 snye brood vir **koolhidraatlading**. Die maal sal dan 86 g koolhidrate bevat.

VOEDINGSWAARDE PER PORSIE

Glukemiese indeks 22 ● Vet 2 g
Koolhidrate 28 g ● Vesel 8 g
Proteïen 12 g ● kJ 833

EEN PORSIE is gelyk aan 1½ STYSEL,
1 PROTEÏEN en VRY GROENTE

Kamma-pampoensop, en Tamatie-en-gortsop

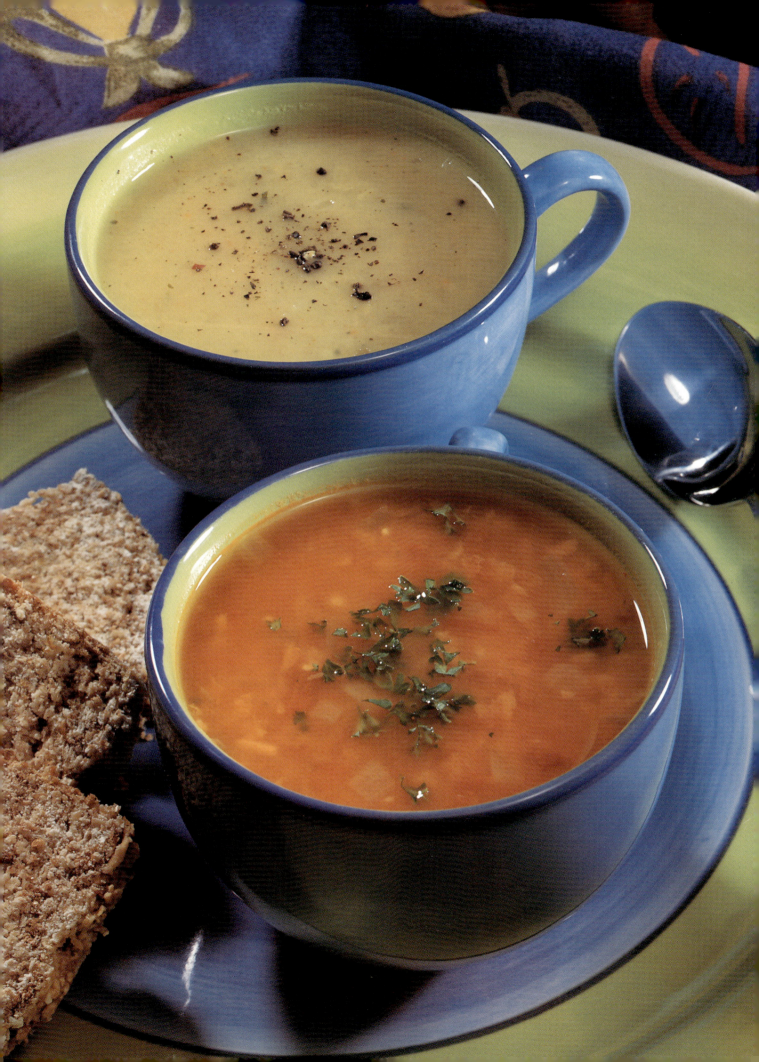

MINESTRONESOP
Lewer 6 porsies

5 ml (1 t) canola- of olyfolie
2 uie, gekap
2 knoffelhuisies, fyngedruk of
    10 ml (2 t) gemaalde knoffel
2 repe maer spekvleis, alle sigbare vet
    verwyder, gekap
1 x 410 g-blik klein wit boontjies, gedreineer
1 biefsekstrakblokkie of
    20 ml (4 t) ekstrakpoeier, opgelos in
1,5 liter (6 k) kookwater
2 geelwortels, in blokkies gesny
2 selderystingels, in skyfies gesny
2 jong murgpampoentjies, gekap
3 tamaties, in blokkies gesny

100 g (1½ k) klein durumkoring-pastavormpies
30 ml (2 E) gekapte pietersielie
vars gemaalde swartpeper na smaak

1 Verhit die olie in 'n groot kastrol. Voeg die ui, knoffel en spek by en braai 5 minute of tot sag.
2 Voeg die boontjies, ekstrak en water by en laat 15 minute prut.
3 Voeg die groente by en laat nog 30 minute prut.
4 Voeg die pasta by en laat 10–15 minute onbedek prut tot die pasta sag is.
5 Roer die pietersielie en peper na smaak in.
6 Sit voor met 'n strooisel parmesaankaas, indien verkies.

DIEETKUNDIGE SE AANTEKENINGE:

● Hierdie sop het so 'n lae GI dat gewone, gekoopte brood daarmee saam geëet kan word. Verslankers moet onthou om nog 'n STYSEL by te tel indien die brood geëet word.
● Indien die pasta weggelaat word, sal die sop 1 PROTEÏEN en VRY GROENTE bevat. Met 'n snytjie brood is dit die ideale maal vir verslankers.
● Eet 'n dubbele porsie sop met 2 snye brood vir **koolhidraatlading**. Die maal sal dan 80 g koolhidrate bevat.

VOEDINGSWAARDE PER PORSIE

Glukemiese indeks 28 ● Vet 3 g
Koolhidrate 26 g ● Vesel 7 g
Proteïen 8 g ● kJ 694

EEN PORSIE is gelyk aan 1 STYSEL,
1 PROTEÏEN en VRY GROENTE

GOURMET-GROENTESOP
Lewer 10 porsies

5 ml (1 t) canola- of olyfolie
2 geelwortels, in repies gesny
500 ml (2 k) kool, grof gekap
2 uie, gekap
2 preie, in skyfies gesny
1 selderystingel, gekap
2 tamaties, geskil en gekap
1 x 410 g-blik bruin of suikerboontjies,
    gedreineer
1 liter (4 k) water
2 ml (½ t) sout
10 ml (2 t) worcestersous
vars gemaalde swartpeper na smaak
10 snye Franse brood
60 g (2 vuurhoutjiedosies) laevet-
    mozzarellakaas, gerasper

1 Vir die sop: Verhit die olie in 'n groot kastrol en voeg groente by. Soteer 10 minute oor lae hitte; roer af en toe.
2 Voeg die boontjies, 500 ml water en geurmiddels by. Laat prut sowat 30 minute, of tot die groente sag is.
3 Vir die bolaag: Rooster die snye brood liggies in 'n broodrooster.
4 Skep 60 ml (¼ k) van die groente uit die sop en druk fyn of maak fyn in 'n voedselverwerker, maar nie langer as 1 minuut nie.
5 Smeer die fyngemaakte groente op die snye roosterbrood en strooi gerasperde kaas oor. Rangskik op 'n bakplaat en bak onder die roosterelement tot goudbruin.
6 Om die sop klaar te maak, druk die orige groente fyn of maak fyn in 'n voedselverwerker, maar nie langer as 1 minuut nie. Voeg die orige water by en laat prut tot die sop glad is. Sit warm voor met die snye brood wat bo-op dryf, of sit dit apart voor.

DIEETKUNDIGE SE AANTEKENINGE:

● Dit is 'n heerlike, voedsame maal op sy eie.
● Die sop is ideaal vir **koolhidraatlading**, want dit het 'n lae GI en bevat baie koolhidrate, nie te veel proteïen nie en baie min vet. 'n Dubbele porsie bevat 32 g koolhidrate. Indien brood saam met die sop geëet word, gebruik lae-GI-brood en NIE gewone, gekoopte brood nie, want die GI van die sop is alreeds hoër as gevolg van die bolaag van Franse brood.

VOEDINGSWAARDE PER PORSIE

Glukemiese indeks 46 ● Vet 2 g
Koolhidrate 16 g ● Vesel 5 g
Proteïen 6 g ● kJ 492

EEN PORSIE is gelyk aan 1 STYSEL,
½ PROTEÏEN en VRY GROENTE

Gourmet-groentesop, en Minestronesop

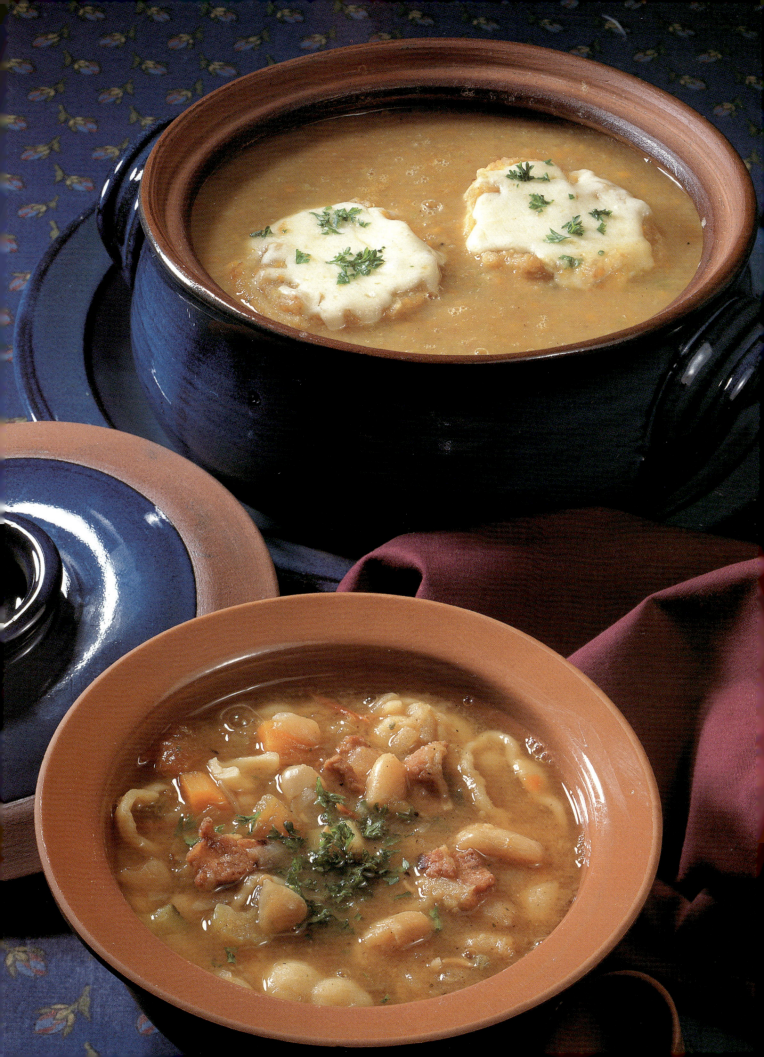

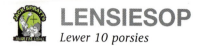

LENSIESOP

Lewer 10 porsies

1 x 410 g-blik keker-ertjies
1 groente-ekstrakblokkie of
    20 ml (4 t) ekstrakpoeier, opgelos in
2 liter (8 k) kookwater
1 groot ui, gekap
10 ml (2 t) suiker
1 x 410 g-blik gekapte tamaties
2 (100 g) selderystingels en blare, fyn gesny
1 x 65 g-blik tamatiepasta
sout en vars gemaalde swartpeper na smaak
3 ml (½ t) fyn gemmer
5 ml (1 t) fyn kaneel
200 g (1 k) groot groen of bruin lensies,
    1 uur in warm water geweek, of
    2 x 410 g-blikke bruin of groen lensies

20 ml (4 t) suurlemoensap (sap van ½ suurlemoen)
6 (500 g) jong murgpampoentjies, in skyfies gesny
100 g (1½ k) durumkoring-spaghetti, in 4 cm-stukkies gebreek
gekapte pietersielie

1 Dreineer die keker-ertjies en sit dit saam met die aftreksel, water, ui, suiker, tamaties, seldery en tamatiepasta in 'n groot kastrol. Laat 20 minute prut en voeg dan sout en peper by.
2 Voeg die gemmer, kaneel en lensies by en kook 20 minute tot lensies sag is.
3 Voeg die suurlemoensap, jong murgpampoentjies en pasta by en voeg nog water by, indien nodig. Kook 15 minute. Roer die pietersielie in net voordat dit voorgesit word.

DIEETKUNDIGE SE AANTEKENINGE:

● Saam met 2 snye brood is dit die ideale maal vir **koolhidraatlading**. Die sop en 2 snye brood sal 54 g koolhidrate bevat.
● Die sop se GI is laag genoeg om dit saam met gewone, gekoopte brood te eet. Onthou om die ekstra STYSEL te tel.

VOEDINGSWAARDE PER PORSIE

Glukemiese indeks 27 ● Vet 1 g
Koolhidrate 24 g ● Vesel 8 g
Proteïen 9 g ● kJ 679

EEN PORSIE is gelyk aan 1 STYSEL,
1 PROTEÏEN en VRY GROENTE

ROMERIGE HOENDER-EN-SAMPIOENSOP

Lewer 4 groot porsies

250 ml (1 k) hawermout
5 ml (1 t) canola- of olyfolie
2 groot uie, in blokkies gesny
1 knoffelhuisie, fyngedruk
50 ml (⅕ k) droë wit wyn
1 hoenderekstrakblokkie of
    20 ml (4 t) ekstrakpoeier
1 x 410 g-blik ingedampte laevetmelk
1½ blikke (630 ml) water
2 gaar hoenderborsies, in blokkies gesny
    (220 g gaar hoender)
250 g (1 bakkie) sampioene, in skyfies gesny
knippie marjolein of orego
paar druppels sojasous

1 Roer die hawermout in 'n droë kastrol oor lae hitte tot dit begin verbruin. Verwyder uit kastrol en hou eenkant.
2 Verhit die olie in die kastrol, voeg die ui en knoffel by en soteer terwyl jy aanhoudend roer tot die ui deurskynend raak.
3 Roer die verbruinde hawermout, wyn, melk en ekstrak in.
4 Gebruik die blik van die ingedampte melk en voeg 1½ blikke water by; spoel die melk uit wat in die blik agtergebly het.
5 Voeg die hoender en sampioene by en laat 5–10 minute prut; roer om te voorkom dat die sop onderin die kastrol aanbrand.
6 Geur na smaak met marjolein en sojasous.
7 Sit voor met vars gebakte Hawermout-ontbytrolletjies (bladsy 34) of Gesonde hawermoutbrood (bladsy 32), indien verlang.

Hierdie resep lewer 4 groot porsies wat elkeen 'n maal op sigself is. Brood of rolletjies is slegs nodig vir baie honger mense. As voorgereg is dit genoeg vir 6 porsies.

DIEETKUNDIGE SE AANTEKENINGE:

● Hierdie heerlik romerige sop het 'n besonder lae vet- en 'n taamlike hoë veselinhoud.

VOEDINGSWAARDE PER PORSIE

Glukemiese indeks 36 ● Vet 10 g
Koolhidrate 32 g ● Vesel 4 g
Proteïen 28 g ● kJ 1477

EEN PORSIE is gelyk aan 1 STYSEL,
2 PROTEÏENE en 1 SUIWEL

Lensiesop, en Romerige hoender-en-sampioensop

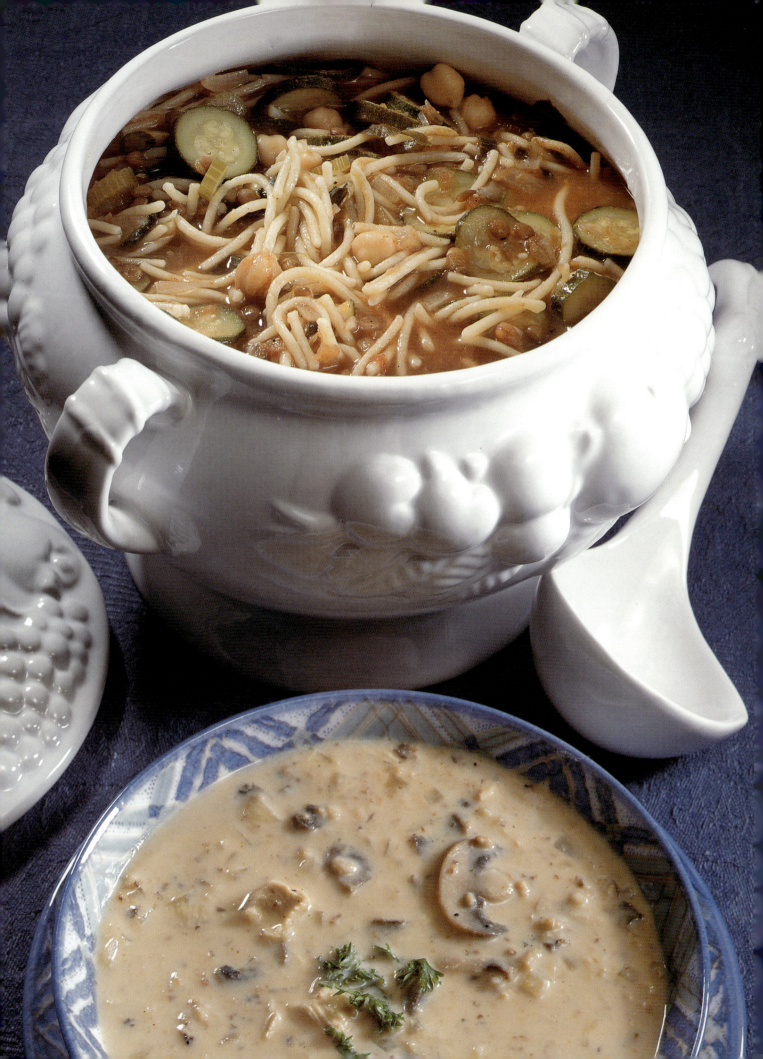

FLAGEOLET-VINAIGRETTE (WITBOONTJIESLAAI)

Lewer 4 porsies

1 x 410 g-blik klein wit boontjies
3–4 preie, in dun skyfies gesny
½ groen of rooi soetrissie, ontpit en gekap
1 groot stingel tafelseldery, in skyfies gesny
100 ml (⅖ k) gekapte pietersielie
10 ml (2 t) suiker
2 tamaties
60 g fetakaas (2 vuurhoutjiedosies)
6–8 swart olywe

SLAAISOUS
12,5 ml (1 D) canola- of olyfolie
1 knoffelhuisie
25 ml (2 D) suurlemoensap
5 ml (1 t) gedroogde orego
½ groente-ekstrakblokkie of
    10 ml (1 t) ekstrakpoeier
125 ml (½ k) kookwater

1 Meng al die bestanddele vir die slaaisous.
2 Mikrogolf die boontjies 2 minute in 'n glasbak op hoog.
3 Voeg die slaaisous by die boontjies en meng liggies met 'n vurk, maar moenie die boontjies stukkend roer nie.
4 Voeg die preie, soetrissie, seldery, pietersielie en suiker by die boontjiemengsel. Meng liggies.
5 Bedek en verkil minstens 2 uur of oornag.
6 Geur die boontjieslaai net voor opdiening met sout en peper, indien nodig.
7 Skep uit op 'n groot, plat dienbord. Rangskik dik tamatieskywe rondom die hoop boontjieslaai en krummel die fetakaas oor die boontjies.
8 Om af te rond, rangskik 'n paar olywe op die slaai. Sit voor as 'n maaltyd.

DIEETKUNDIGE SE AANTEKENINGE:

● 'n Besonderse, smaaklike, goed gebalanseerde maaltyd op sy eie. Maklik om gou-gou aanmekaar te slaan wanneer gaste onverwags opdaag.

VOEDINGSWAARDE PER PORSIE
Glukemiese indeks 30 ● Vet 7 g
Koolhidrate 17 g ● Vesel 8 g
Proteïen 8 g ● kJ 775

EEN PORSIE is gelyk aan 1 STYSEL,
1 PROTEÏEN en 1 BEPERKTE GROENTE

BROCCOLI-EN-SAMPIOENSLAAI MET MAASKAAS-SLAAISOUS

Lewer 6–8 porsies

500 g broccoli of blomkool
sout en vars gemaalde swartpeper
250 g (1 bakkie) sampioene, afgevee
    en in skyfies gesny
4 sprietuie, gekap
250 g gladde, vetvrye maaskaas
175 ml gewone of gegeurde laevet-jogurt
50 ml (4 D) 'lite' mayonnaise
60 ml (4 E) gekapte pietersielie
10 ml (2 t) heuning
1 ml (½ t) seldersout
1–2 piekelkomkommers, gekap
paprika

1 Sny die broccoli of blomkool skoon en sny in die lengte.
2 Posjeer in 'n bietjie kookwater tot net sag.
3 Dreineer, kap in groterige stukke en rangskik in 'n groot, vlak slaaibak of dienbord. Geur en voeg gesnyde sampioene by.
4 Meng die sprietuie, maaskaas, jogurt, mayonnaise, pietersielie, heuning, seldersout en piekelkomkommers in 'n aparte bak. Voeg 'n bietjie afgeroomde melk by indien die slaaisous te dik is.
5 Giet die sous oor die broccoli (of blomkool) en sampioene en strooi paprika oor.
7 Verkil tot benodig.
8 Sit voor teen kamertemperatuur.

Dié smaaklike slaai bevat baie min vet en verskaf verskeidenheid op 'n buffet. Appelkoosjogurt verleen 'n pikante smaak aan die slaaisous.

DIEETKUNDIGE SE AANTEKENINGE:

● Broccoli is een van die groentesoorte met die meeste vitamiene. Dit is ook propvol antioksidante sowel as vesel. Almal behoort te probeer om elke dag broccoli te eet.

Broccoli-en-sampioenslaai met maaskaas-slaaisous, en Flageolet-vinaigrette (witboontjieslaai)

VOEDINGSWAARDE PER PORSIE
Glukemiese indeks 25 ● Vet 2 g
Koolhidrate 10 g ● Vesel 3 g
Proteïen 10 g ● kJ 434

EEN PORSIE is gelyk aan 1 SUIWEL en
VRY GROENTE

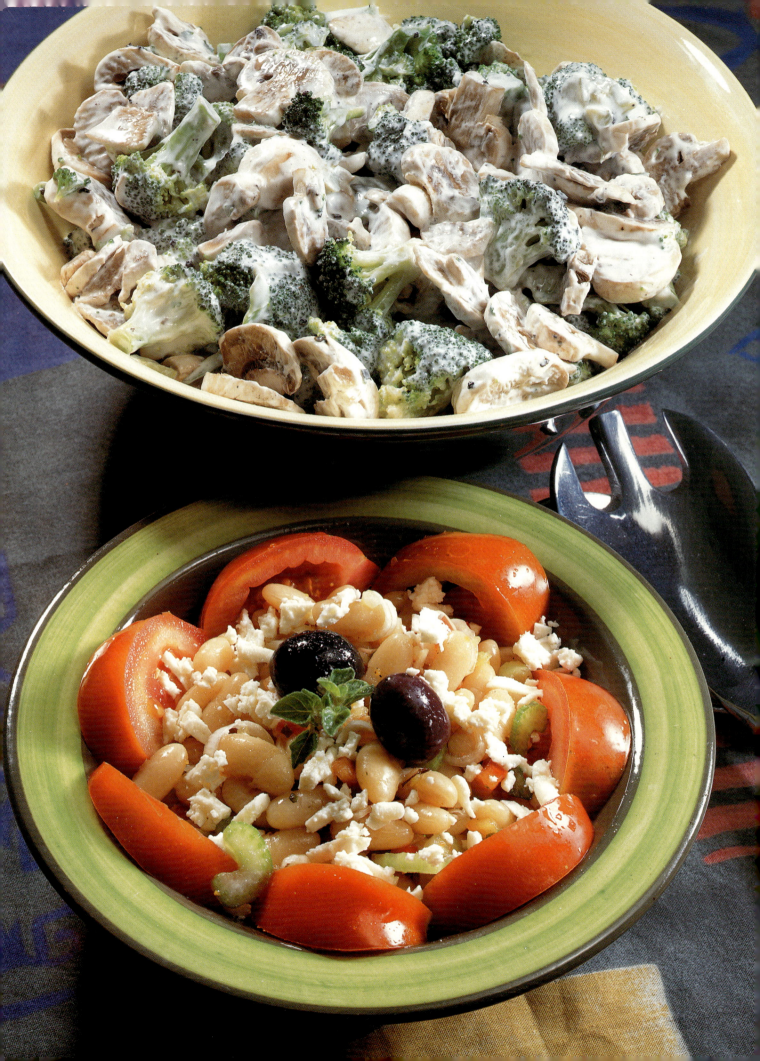

VINNIGE BOONTJIE-EN-NOEDELSLAAI

Lewer 6 porsies

1 x 410 g-blik gebakte boontjies
in tamatiesous
250 g (2 k) gaar klein durumkoring-
skulpnoedels
50 ml (4 D) 'lite' slaairoom of
'lite' mayonnaise (laevet-slaaisous)
50 ml (4 D) 'lite' vrugteblatjang of
gewone blatjang
½ ui, gekap
½ soetrissie, in blokkies gesny
3 'lite' Weense worsies, in skyfies gesny
vars gemaalde swartpeper
slaaiblare

VOEDINGSWAARDE PER PORSIE

Glukemiese indeks 38 ● Vet 4 g
Koolhidrate 27 g ● Vesel 7 g
Proteïen 9 g ● kJ 739

EEN PORSIE is gelyk aan 1½ STYSEL en
1 PROTEÏEN

1 Meng die boontjies met die gaar skulpnoedels.
2 Vou die mayonnaise en blatjang in.
3 Voeg die ui, soetrissie en Weense worsies by.
4 Geur na smaak, meng goed en verkil.
5 Sit voor op slaaiblare.

*'n Baie vinnige en maklike slaai om te maak en 'n maal op sigself.
Die slaai kan warm of koud voorgesit word.*

DIEETKUNDIGE SE AANTEKENINGE:

● Deur die noedels te verdubbel, word hierdie slaai 'n heerlike
maal vir **koolhidraatlading**. Dit bevat 38 g koolhidrate en het
'n GI van 33.
● Dit is belangrik om Weense worsies met minder vet te gebruik
om die vetinhoud laag te hou.
● Peulgroente en noedels maak 'n heerlike, lae-GI-kombinasie.
Hou dit in gedagte wanneer jy slaai by 'n restaurant se slaai-
buffet kies. Vermy die hoëvet-slaaisouse deur die slaai so veel
as moontlik te 'dreineer'.

GROENBOONTJIESLAAI

Lewer 12 porsies

1 x 410 g-blik botterboontjies
1 x 410 g-blik groenboontjies
1 x 410 g-blik groenertjies
1 ui, fyn gekap
2 tamaties, gekap
½ groen soetrissie, fyn gekap (opsioneel)
15 ml (1 E) canola- of olyfolie
30 ml (2 E) suurlemoensap
10 ml (2 t) suiker
5 ml (1 t) gemengde kruie
vars gemaalde swartpeper na smaak

VOEDINGSWAARDE PER PORSIE

Glukemiese indeks 35 ● Vet 1 g
Koolhidrate 8 g ● Vesel 3 g
Proteïen 3 g ● kJ 277

EEN PORSIE is gelyk aan 1 BEPERKTE
GROENTE en 1 VRY GROENTE

1 Dreineer die boontjies en ertjies en meng met die ui, tamaties
en soetrissie. Hou eenkant.
2 Meng die orige bestanddele.
3 Skud goed en giet oor die boontjie-en-ertjiemengsel.
4 Verkoel oornag om die geur te laat ontwikkel.

*Hierdie slaai sal tot twee weke goed bly in die yskas. Dit is ideaal om
vooraf te maak vir 'n braai, piekniek, kampeerdery of selfs om saam te
neem vir 'n selfsorgvakansie.*

DIEETKUNDIGE SE AANTEKENINGE:

● 'n Ongelooflik maklike laevet-slaai wat vooraf gemaak en
gebruik kan word wanneer nodig.
● Botterbone is waarskynlik die veelsydigste peulgroente van
almal. Hulle het 'n romeriger tekstuur as ander droëbone en
'n lekker, neutagtige geur. Dit maak hulle ideaal om by alle
slaaie, roerbraai- en stowegeregte, kerries en kasserolle te voeg.

Groenboontjieslaai, en Vinnige boontjie-en-noedelslaai

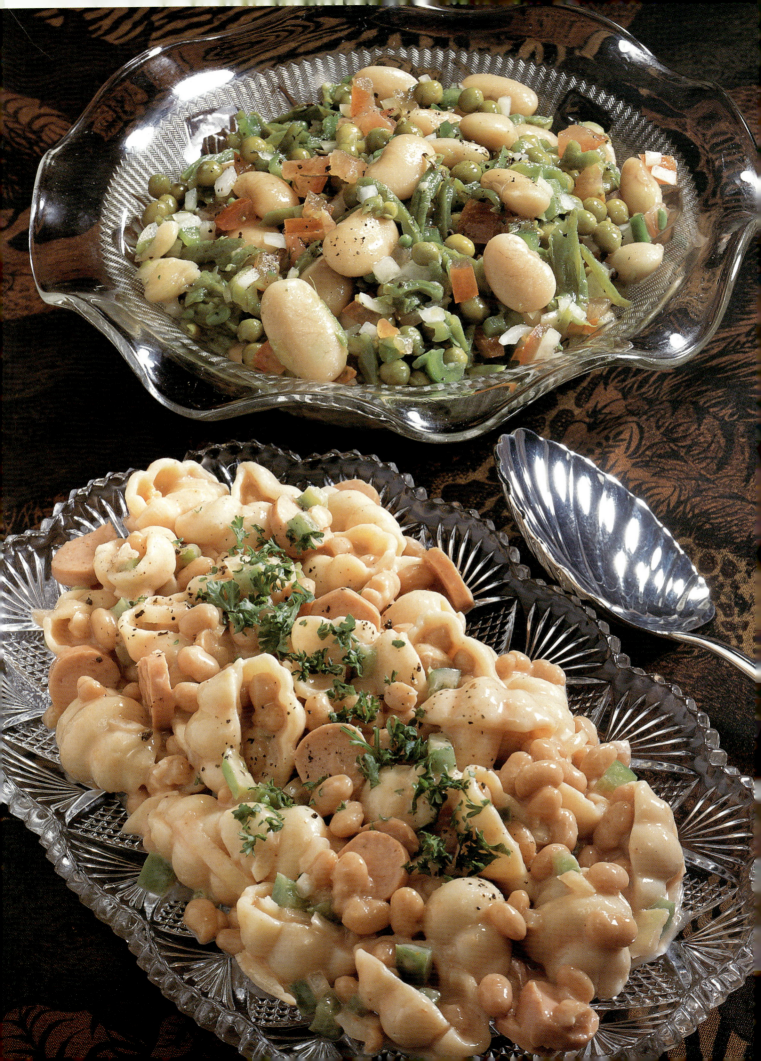

VERKILDE TUNASLAAI

Lewer 5 porsies

250 ml (1 k) rou stampkoring of
    750 ml (3 k) gaar stampkoring
½ groen soetrissie, fyn gekap
½ ui, fyn gekap
2 x 170 g-blikke tunastukke in soutwater,
    gedreineer en gevlok
10 swart olywe
3 groot tamaties, in blokkies gesny
125 ml (½ k) 'lite' mayonnaise
25 ml (2 D) 'lite' tamatiesous of
    gewone tamatiesous
2 ml (½ t) marjolein
25 ml (2 D) gekapte pietersielie
vars gemaalde swartpeper

1 Kook die stampkoring sag in baie water. Dreineer.
2 Voeg die soetrissie, ui, tuna, olywe en tamaties by. Roer liggies deur tot goed gemeng.
3 Meng mayonnaise en tamatiesous met die marjolein en giet oor die slaai. Meng die pietersielie laaste in.
4 Geur met swartpeper na smaak. Verkil.
5 Sit die verkilde slaai voor op slaaiblare saam met Semel-en-hawermoutbrood (bladsy 28), Gesonde hawermoutbrood (bladsy 32) of Hawermout-ontbytrolletjies (bladsy 34).

DIEETKUNDIGE SE AANTEKENINGE:

● Omdat die resep so min tamatiesous bevat en dit 'n lae GI het, kan enige soort tamatiesous gebruik word.
● In die somer is hierdie slaai 'n heerlike middagete. Dit kan maklik in die oggend gemaak en dan verkil word totdat die kinders van die skool af kom.
● Dit is die ideale middagete vir **verslankers**. Die baie lae GI verseker goeie boedglukosevlakke en voorkom die drang na 'n versnapering in die namiddag.

VOEDINGSTOWWE PER PORSIE

Glukemiese indeks 33 ● Vet 5 g
Koolhidrate 19 g ● Vesel 4 g
Proteïen 18 g ● kJ 844

EEN PORSIE is gelyk aan 1 STYSEL en 2 PROTEÏEN

PIKANTE DRIEBONESLAAI

Lewer 12 porsies

1 x 410 g-blik botterboontjies,
    gedreineer
1 x 410 g-blik gebakte boontjies
    in tamatiesous
1 x 410 g-blik groenboontjies, Franse
    snit, gedreineer
15 ml (1 E) suiker
2 ml (½ t) mosterdpoeier
15 ml (1 E) canola- of olyfolie
100 ml (⅖ k) wit of bruin asyn
5 ml (1 t) gedroogde basiliekruid
vars gemaalde swartpeper na smaak

1 Meng die boontjies uit al drie blikke.
2 Plaas die suiker, mosterdpoeier, olie, asyn en basiliekruid in 'n kastrol en verhit tot die suiker opgelos is; roer aanhoudend.
3 Giet die sous oor die boontjiemengsel.
4 Geur met peper na smaak en meng goed.
5 Verkil oornag of minstens 3 uur lank.
6 Sit koud voor.

Die slaai bly tot twee weke goed in 'n verseëlde houer in die yskas.
Dit is ideaal om vooraf te maak vir 'n piekniek, kampeerdery of selfs vir 'n selfsorgvakansie.

DIEETKUNDIGE SE AANTEKENINGE:

● 'n Halwe porsie is gelyk aan 1 BEPERKTE GROENTE.
● Hierdie smaaklike slaai het 'n baie lae vetinhoud en pas goed by enige buitelugete.
● Dit is die ideale lae-GI-slaai vir **diabete** om saam te neem na 'n bring-en-braai.
● Selfs al word die suiker verdubbel, word die GI beswaarlik daardeur geraak.

VOEDINGSWAARDE PER PORSIE

Glukemiese indeks 44 ● Vet 1 g
Koolhidrate 11 g ● Vesel 5 g
Proteïen 4 g ● kJ 322

EEN PORSIE is gelyk aan ½ STYSEL en 1 BEPERKTE GROENTE

Pikante drieboneslaai, en Verkilde tunaslaai

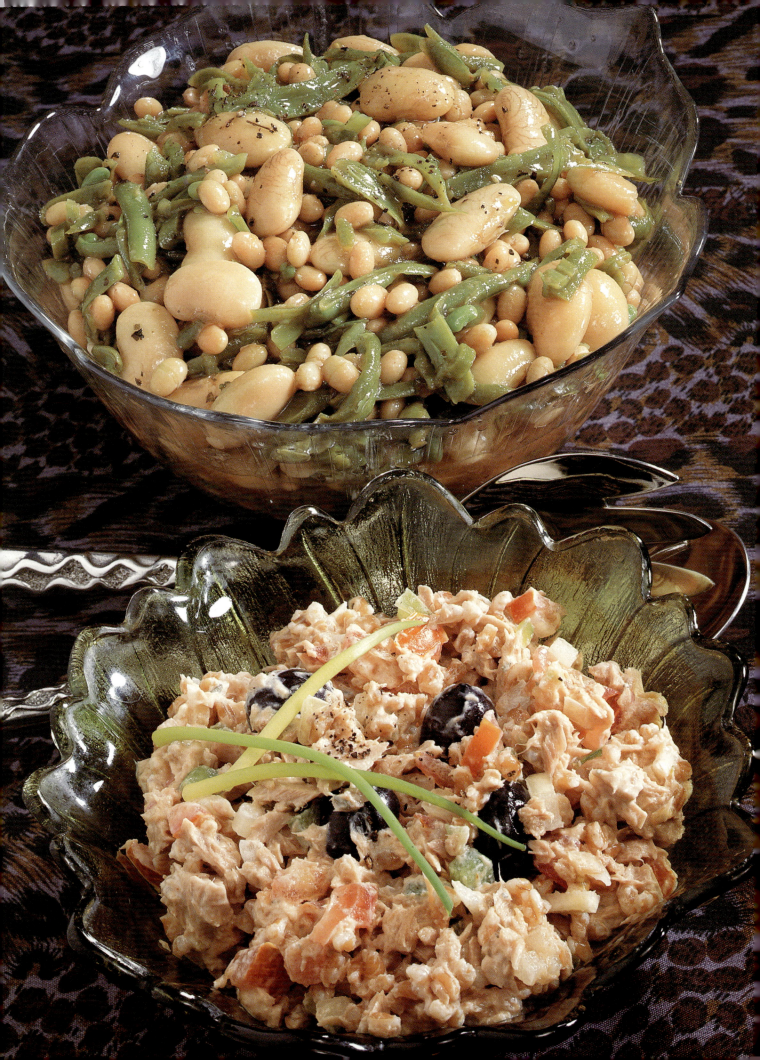

SLAAIE

KOOL-EN-APPELSLAAI
Lewer 4 porsies

1 rooi appel
1 groen appel
10–20 ml (2–4 t) suurlemoensap
500 ml (2 k) fyngekapte of
    gerasperde kool
60 ml (¼ k) ongegeurde laevet-jogurt
125 ml (½ k) laevet-slaairoom of
    laevet-mayonnaise
10 ml (2 t) sonneblomsaad
4 slaaiblare

VOEDINGSTOWWE PER PORSIE

Glukemiese indeks <25 ● Vet 4 g
Koolhidrate 11 g ● Vesel 2 g
Proteïen 2 g ● kJ 375

EEN PORSIE is gelyk aan 1 VET, 1 VRUG
en VRY GROENTE

1 Was die appels af, maar moenie skil nie. Sny in dun skyfies of blokkies. Sprinkel net genoeg suurlemoensap oor om te voorkom dat die appels verkleur.
2 Voeg die appel by die kool en meng liggies met 'n vurk.
3 Vir die slaaisous: Meng die jogurt, laevet-slaairoom en sonneblomsaad. Voeg 5–15 ml suiker by indien te suur.
4 Giet die slaaisous oor die kool en appel, meng deur en skep in 'n houer met 'n deksel. Verkil minstens 2 uur voor gebruik.
5 Sit die slaai voor op die slaaiblare.

DIEETKUNDIGE SE AANTEKENINGE:

● Hierdie koolslaai is verfrissend anders en bevat minder vet as die tradisionele een.
● Die slaai kan die dag vantevore gemaak en in die yskas gebêre word tot benodig.
● Die resep lewer 4 groot of 6 kleiner porsies. Die ontleding in die kassie is vir 'n groot porsie.

JONGAARTAPPELSLAAI
Lewer 8 porsies

1 kg klein of jong aartappeltjies
250 ml (1 k) gesnipperde jong groenboontjies
500 ml (2 k) kersietamaties
½ Engelse komkommer, gekap
90 g (3 vuurhoutjiedosies) laevet-fetakaas,
    in blokkies gesny
vars gemaalde swartpeper

SLAAISOUS:
15 ml (3 t) canola- of olyfolie
30 ml (2 E) asyn
10 ml (2 t) suiker
1 ml (¼ t) sout
1 knoffelhuisie, fyngedruk of
    2 ml (½ t) gedroogde knoffel
5 ml (1 t) mosterd
5 ml (1 t) vars tiemie of
    2 ml (½ t) gedroogde tiemie
20 ml (4 t) gekapte pietersielie

VOEDINGSTOWWE PER PORSIE

Glukemiese indeks 52 ● Vet 5 g
Koolhidrate 27 g ● Vesel 3 g
Proteïen 5 g ● kJ 731

EEN PORSIE is gelyk aan 2 STYSEL en
1 VET

1 Skrop die jong aartappeltjies, maar MOENIE skil nie.
2 Plaas in 'n groot kastrol, bedek halfpad met water en kook tot gaar, maar nog ferm. Dreineer en plaas in 'n bak om af te koel.
3 Was en sny intussen die groenboontjies en kook tot net gaar en nog bros. Dreineer en laat saam met die aartappeltjies afkoel.
4 Voeg kersietamaties, komkommer en fetakaas by. Meng liggies.
5 Vir die slaaisous: Meng al die bestanddele saam en giet oor die slaaibestanddele. Meng liggies, maar deeglik.
6 Verkil minstens 1 uur in die yskas.
7 Strooi swartpeper na smaak oor voor opdiening.

Hierdie slaai lyk en smaak voortreflik!

DIEETKUNDIGE SE AANTEKENINGE:

● Hoewel fetakaas minder vet bevat as cheddarkaas (21 g vet per 100 g teenoor 33 g vet per 100 g), is dit die belangrikste verskaffer van vet in dié resep. Om die vetinhoud te verlaag, laat die fetakaas uit of gebruik net die helfte.
● Gebruik pietersielie rojaal – dit is propvol antioksidante wat ons teen siektes beskerm.
● Klein of jong aartappeltjies in die skil het 'n laer GI as groot aartappels, want omdat hulle fermer is en in verhouding meer skil bevat, verteer hulle stadiger. Pasop net dat hulle nie te ver kook nie.
● Vir **diabete** is dit die ideale slaai vir 'n braai, want dit bevat minder vet en het 'n laer GI as tradisionele aartappelslaai.

Kool-en-appelslaai, en Jongaartappelslaai

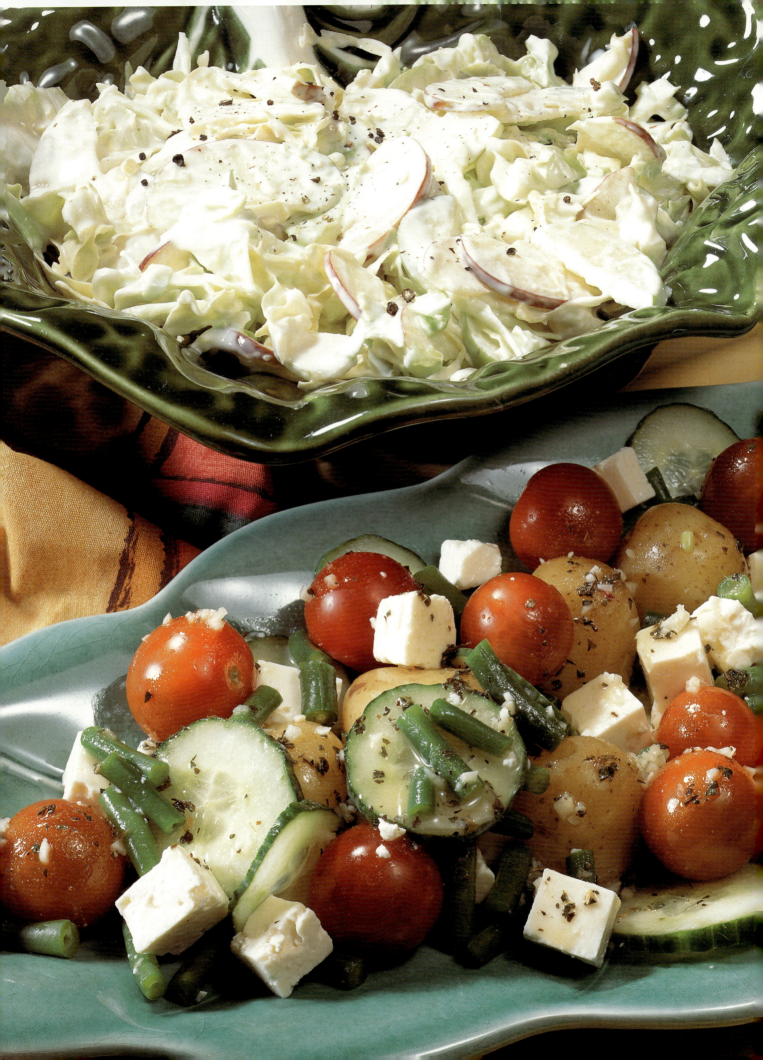

GABI SE SLAAISOUS
Lewer 600 ml (20 x 30 ml-porsies)

1 groente-ekstrakblokkie of
    20 ml (4 t) ekstrakpoeier
400 ml kookwater
½ klein ui, fyn gekap
100 ml (⅖ k) balsamiese asyn
1 ml (¼ t) gemaalde knoffel
35 ml (7 t of 5 opgehoopte t) suiker
10 ml (2 t) appelasyn
1 ml (¼ t) sout
60 ml (4 E) olyfolie

1 Sit die gekrummelde ekstrakblokkie en ui in 'n liter-maatbeker of -glasbottel. Giet die kookwater oor en roer tot die ekstrakblokkie heeltemal opgelos is.

2 Voeg die orige bestanddele, behalwe die olyfolie, by en roer goed om deeglik te meng. Voeg laaste die olie by en roer weer.

3 Bêre in 'n slaaisousbottel. Skud die bottel elke keer voor die sous oor slaai gegiet word.

Dié slaaisous bly twee weke goed buite die yskas. Moenie dit in die yskas bêre nie, want die olie sal styf word en dan sal dit moeilik giet. Slaaisous bevat asyn, dus moet jy dit liefs in glasbottels bêre. Asyn sal party soorte plastiek 'oplos' en plastiek in die slaaisous laat beland.

DIEETKUNDIGE SE AANTEKENINGE:

● Die berekende GI van hierdie slaaisous is taamlik hoog, maar in die praktyk is dit baie laer omdat dit saam met mengelslaai met 'n baie lae GI geëet word; daarom het dit nie 'n noemenswaardige invloed nie.

● Hou in gedagte dat die suiker in die resep in 20 porsies verdeel word; dus ½ teelepel suiker per persoon. **Diabete** hoef dus nie bekommerd te wees nie.

● Laat die olie uit as jy 'n vetvrye slaaisous verlang.

VOEDINGSTOWWE PER PORSIE
Glukemiese indeks 54 ● Vet 2,6 g
Koolhidrate 2 g ● Vesel –
Proteïen – ● kJ 136

EEN PORSIE is gelyk aan ½ VET

MENGELSLAAI OF GRIEKSE SLAAI
Lewer 6 porsies

MENGELSLAAI

GRIEKSE SLAAI

½ kropslaai
2 tamaties
¼ Engelse komkommer
1 geelwortel
1 avokado
1 appel
suurlemoensap

1 Was en breek die slaaiblare in kleiner stukke en rangskik dit op 'n dienbord.

2 Sny die tamaties in kwarte en die komkommer in blokkies. Rangskik dit bo-op die slaaiblare.

3 Skil die wortel, sny dit in vuurhoutjierepies en strooi dit oor die ander groente.

4 Sny die appel in kwarte, sny in dun skyfies en sprinkel net genoeg suurlemoensap oor om te voorkom dat dit bruin word.

5 Sit Gabi se slaaisous (kyk hierbo) apart voor saam met die slaai.

DIEETKUNDIGE SE AANTEKENINGE:

● Laat die avokado in die slaai en die olie in die slaaisous weg vir 'n **vetvrye** slaai.

● Die hoë-GI-geelwortel is maar min en dit werk goed by al die ander lae-GI-groente.

● Voeg 3 vuurhoutjiedosies laevet-fetakaas en 12 olywe by vir 'n **Griekse slaai**.

● Die ontleding in die kassie is vir die slaai **sonder die slaaisous**. Met die slaaisous sal die mengelslaai **Jack Spratt Groen** en die Griekse slaai **Jack Spratt Oranje** wees.

VOEDINGSTOWWE PER PORSIE
SONDER SLAAISOUS

MENGELSLAAI
Glukemiese indeks <25 ● Vet 4 g
Koolhidrate 6 g ● Vesel 2 g
Proteïen 1 g ● kJ 267

EEN PORSIE is gelyk aan 1 VET en VRY GROENTE

GRIEKSE SLAAI
Glukemiese indeks <25 ● Vet 8 g
Koolhidrate 7 g ● Vesel 2 g
Proteïen 4 g ● kJ 480

EEN PORSIE is gelyk aan ½ PROTEÏEN, 1 VET en VRY GROENTE

Gabi se slaaisous, en Griekse slaai

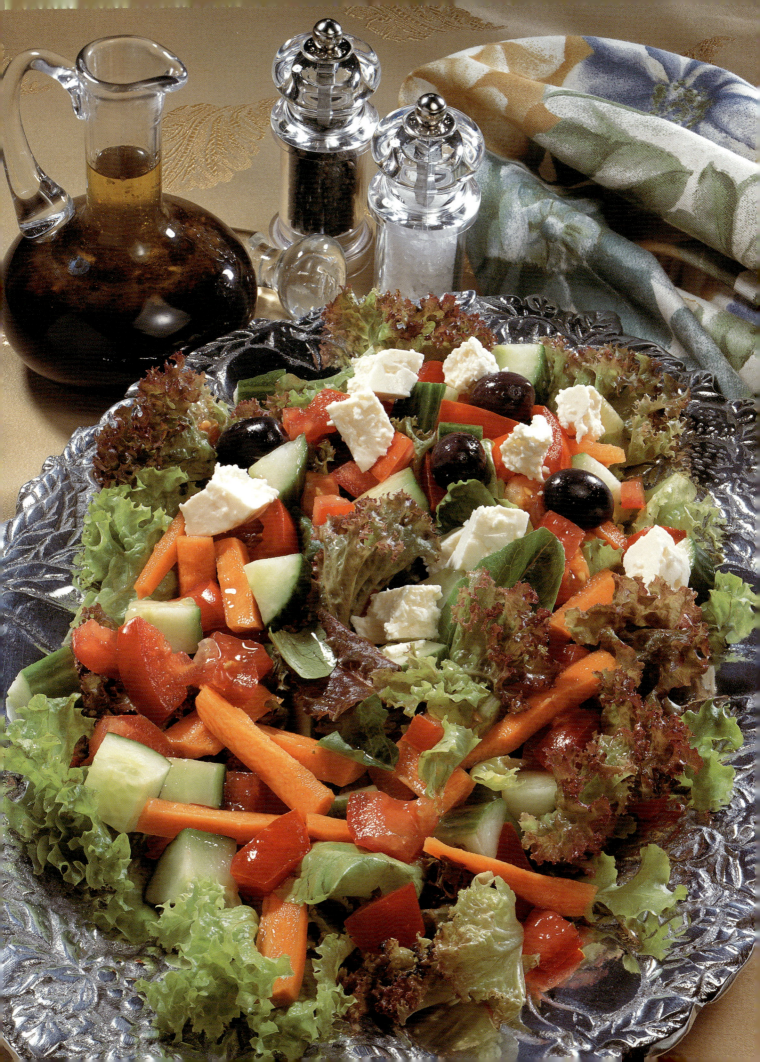

BOONTJIE-FRITTATA
Lewer 6 porsies

5 ml (1 t) canola- of olyfolie
9 repe (90 g) maer spekvleis, sigbare vet
  verwyder, gekap
1 ui, gekap
2 ml (½ t) gemaalde knoffel
½ rooi soetrissie, gekap
1 x 410 g-blik gebakte boontjies in
  tamatiesous
1 aartappel, gekook en in blokkies gesny
6 eiers
30 ml (2 E) water
sout en vars gemaalde swartpeper

1 Braai die spekvleis, ui, knoffel en soetrissie saam met die olie en 'n bietjie water in 'n pan tot die ui deurskynend is.
2 Voeg die aartappel en boontjies by.
3 Klits eiers en water saam en geur met sout en vars gemaalde swartpeper na smaak. Giet bo-oor die ander bestanddele in die pan en bak 6–8 minute. Lig die rand van die eiermengsel op namate dit gaar word, sodat die rou eier onderin kan loop; die eier moet een groot 'pannekoek' vorm.
4 Plaas onder die roosterelement tot goudbruin bo-op, of sit 'n deksel op die pan en bak dit nog 3 minute sodat die frittata bo-op gaar word.
5 Strooi pietersielie oor, sny in wîe en sit warm voor saam met Gesonde hawermoutbrood (bladsy 32).

VOEDINGSTOWWE PER PORSIE
Glukemiese indeks 40 ● Vet 8 g
Koolhidrate 16 g ● Vesel 6 g
Proteïen 13 g ● kJ 794

EEN PORSIE is gelyk aan 1 STYSEL en 1½ PROTEÏEN

DIEETKUNDIGE SE AANTEKENINGE:
● Sit hierdie frittata voor na vars vrugteslaai vir 'n heerlike en gebalanseerde ontbyt.
● Hoewel aartappel 'n hoë GI het, maak dit net 'n klein deeltjie van hierdie resep uit. Boonop word dit saam met baie lae-GI-bestanddele gebruik, wat dit heeltemal aanvaarbaar maak.

MEXIKAANSE BOONTJIEHAPPIES
Lewer 4 porsies

5 ml (1 t) canola- of olyfolie
1 ui, fyn gekap
1 knoffelhuisie, fyngedruk
½ groen soetrissie, gekap
1 tamatie, gekap
2 'lite' Weense worsies
1 x 410 g-blik gebakte boontjies in
  tamatiesous
vars gemaalde swartpeper na smaak
5 ml (1 t) matige rissie- of kerriepoeier
100 g (3 vuurhoutjiedosies) laevet-kaas,
  gerasper
4 snye warm roosterbrood

1 Verhit die olie en braai die ui, knoffel en soetrissie tot sag. Voeg die tamatie by en laat nog 3 minute prut.
2 Voeg die orige bestanddele, behalwe die kaas en roosterbrood, by en kook 5 minute; roer af en toe. Voeg van die kaas by en verhit tot die kaas gesmelt is.
3 Skep groot skeppe op die droë roosterbrood en strooi die orige kaas bo-oor. Sit warm voor.

'n Besonderse en vinnige maal vir 'n Sondagaand of wanneer gaste onverwags opdaag.

DIEETKUNDIGE SE AANTEKENINGE:
● Vir 'n gebalanseerde maal, sit vrugte as nagereg voor.
● Hou in gedagte dat brood, wit of bruin, 'n hoë GI het. In dié gereg word dit egter met gebakte boontjies gekombineer, wat die GI heelwat verlaag.
● Dit is belangrik om 'lite' worsies te gebruik; anders gaan die vetinhoud per porsie op na 14 g.
● As net die helfte van die kaas gebruik word, sal hierdie gereg **Jack Spratt Groen Plus** wees.

VOEDINGSTOWWE PER PORSIE
Glukemiese indeks 53 ● Vet 10 g
Koolhidrate 43 g ● Vesel 10 g
Proteïen 19 g ● kJ 1378

EEN PORSIE is gelyk aan 2 STYSEL en 2 PROTEÏEN

Boontjie-frittata, en Mexikaanse boontjiehappies

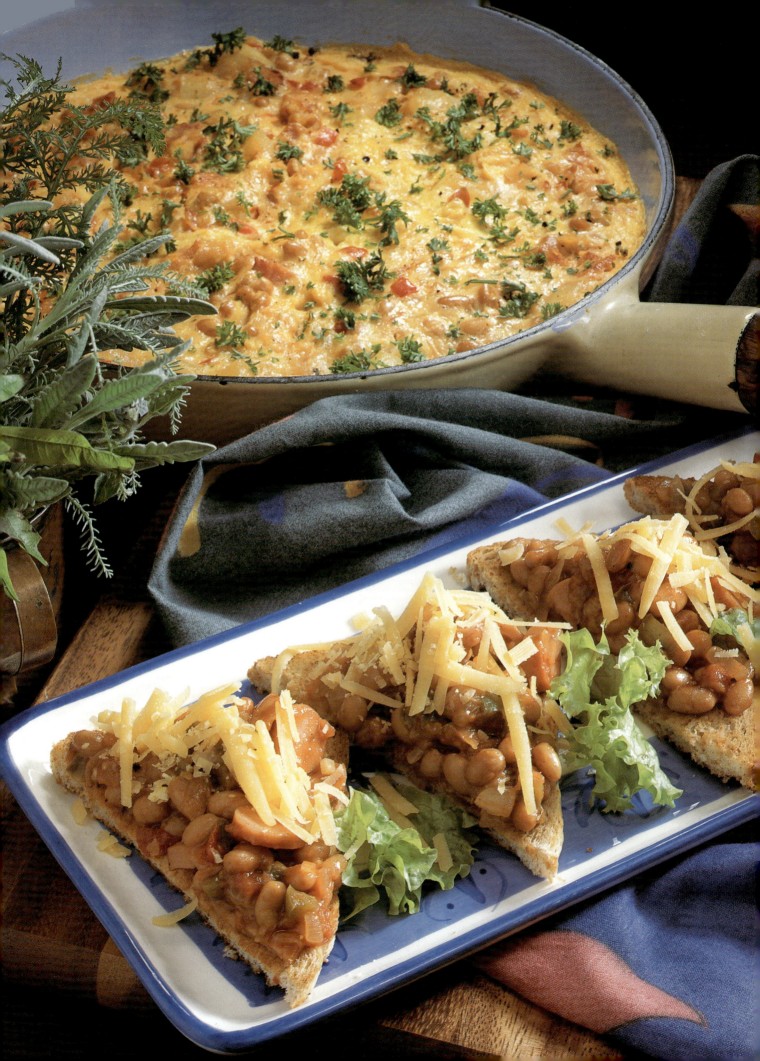

HAMBURGERKOEKIES MET BRAAISOUS
Lewer 6 porsies

VLEISKOEKIES
1 x 410 g-blik bruin of suikerboontjies,
    gedreineer
15 ml (1 E) asyn
15 ml (1 E) worcestersous
2 ml (½ t) gemaalde knoffel
200 g maer binneboud-maalvleis
1 medium ui, gekap
1 selderystingel, gekap
1 sny brood (bruin of wit), gekrummel
250 ml (1 k) hawersemels
5 ml (1 t) biefsekstrakpoeier
vars gemaalde swartpeper na smaak
1 eier
8 hamburgerrolletjies

BRAAISOUS
1 ui, gekap
1 groot appel, fyn gerasper
1 ml (¼ t) gemaalde knoffel
5 ml (1 t) canola- of olyfolie
60 ml (¼ k) tamatiesous
1 tamatie, fyn gekap
125 ml (½ k) water
20 ml (4 t) bruinsuiker
10 ml (2 t) worcestersous
5 ml (1 t) sout
10 ml (2 t) aangemaakte mosterd

VOEDINGSWAARDE PER HAMBURGER

Glukemiese indeks 57 ● Vet 7 g
Koolhidrate 53 g ● Vesel 7 g
Proteïen 16 g ● kJ 1454

EEN HAMBURGER MET BRAAISOUS IS
gelyk aan 2 STYSEL, 2 PROTEÏEN en
1 BEPERKTE GROENTE

1 Vir die vleiskoekies: Druk die boontjies fyn saam met die asyn, worcestersous en knoffel, of verwerk dit in 'n voedselverwerker.
2 Voeg die maalvleis, gekapte ui en seldery, broodkrummels, hawersemels, biefekstrakpoeier, peper en eier by en meng liggies om 'n stywe mengsel te verkry.
3 Vorm 8 hamburgerkoekies.
4 Smeer 'n pan liggies met 5 ml (1 t) olie; gebruik 'n eierspaan om die olie egalig oor die hele oppervlak van die pan te sprei.
5 Braai die vleiskoekies 5 minute aan elke kant.
6 Sit voor op ongesmeerde hamburgerrolletjies saam met tamatie, kropslaai en braaisous.

BRAAISOUS
1 Soteer die ui, appel en knoffel in die olie tot deurskynend.
2 Voeg die res van die bestanddele by en laat 5 minute prut.
3 Sit voor op die vleiskoekies.

Hierdie vleiskoekies is baie sag en is nie so 'vleiserig' soos gewone hamburgerkoekies nie. Liesbet en haar gesin eet graag dié hamburgers, maar Gabi se gesin verkies gewone hamburgerkoekies. (Kyk onder DIEETKUNDIGE SE AANTEKENINGE *hoe jy met gewone hamburgerkoekies steeds 'n lae-GI-maal kan geniet.)*

DIEETKUNDIGE SE AANTEKENINGE:
● As gevolg van hul hoë GI sal gekoopte broodrolletjies normaalweg nie in dié resep toegelaat word nie. Omdat die vleiskoekies om die helfte met boontjies en maalvleis gemaak word en saam met die lae-GI-braaisous geëet word, word die effek van die hoë-GI-rolletjies verminder.
● Om die GI onder 60 te hou, moet die boontjie-en-vleiskoekies en die braaisous saam met die rolletjies geëet word.
● Bruin en wit rolletjies het dieselfde GI, hoewel bruin rolletjies 'n bietjie meer vesel bevat.
● Indien jy nie van die boontjie-en-maalvleiskoekies hou nie, eet 'n geroosterde maer vleiskoekie op 'n hamburgerrolletjie wat volgens die resep vir Hawermout-ontbytrolletjies (bladsy 34) gemaak is.
● Die braaisous moet saam geëet word om die GI laag te hou.
● MOENIE die rolletjies smeer nie.
● Hierdie hamburgers is geskik vir **koolhidraatlading**, veral as hulle gevolg word deur 'n koolhidraatgelaaide nagereg (kyk Nageregte, bladsye 106–113).

NOG 'N MOONTLIKHEID
● Gebruik die resep vir Mini-frikkadelle (bladsy 96) om hamburgerkoekies te maak en gebruik gewone broodrolletjies. Die GI van hierdie vleiskoekies plus 'n rolletjie is ook 57.
● MOENIE die rolletjies smeer nie.
● Gewone, gekoopte hamburgers bevat minstens 8 maal soveel vet en geen vesel nie, en die GI is ook baie hoog. Baie ongesond!

Hamburgerkoekies met braaisous

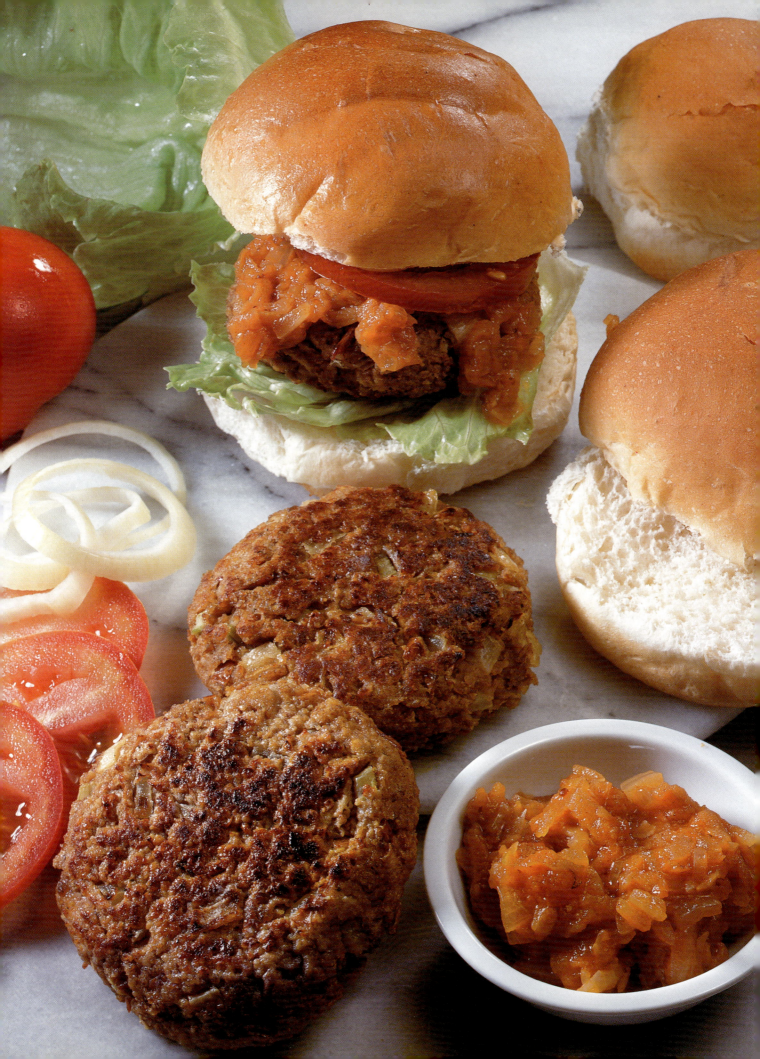

FRANSE BROOD MET PIZZA-VULSEL

Lewer 6 porsies. Sit voor met 'n groot bak mengelslaai vir 'n vinnige en smaaklike ligte maal

1 Franse brood (500 g)
½ x 410 g-blik gebakte boontjies in tamatiesous
125 ml (½ k) hawersemels
5 ml (1 t) canola- of olyfolie
1 ui
2 tamaties
¼ groen soetrissie, gekap
5 ml (1 t) gedroogde Italiaanse kruie
1 ml (¼ t) gedroogde fyn knoffel
2 tamaties
5 ml (1 t) mosterdpoeier
100 g 'lite' spekvleis, alle sigbare vet verwyder, gekap
250 ml (1 k) gerasperde laevet-mozzarella

VOEDINGSTOWWE PER PORSIE
Glukemiese indeks 59 • **Vet** 7 g
Koolhidrate 38 g • **Vesel** 6 g
Proteïen 16 g • **kJ** 1170

Een porsie is gelyk aan 2 stysel en 2 proteïen

1 Voorverhit die oond tot 180 °C.
2 Sny die Franse brood in die lengte middeldeur en verwyder die binnekant van albei helftes. Een koppie vol van die binnekant word nie gebruik nie. Krummel die orige binnekant en meng dit met die boontjies en hawersemels.
3 Verhit die olie en braai die ui, soetrissie en knoffel liggies. Voeg die tamaties by en kook tot sag.
4 Meng die brood en boontjies met die tamatiemengsel en voeg die kruie en mosterd by. Skep die mengsel in die broodhelftes. Strooi eers die spekvleis oor en dan die kaas.
5 Plaas op 'n gesmeerde bakplaat en bak 15 minute.
6 Sit voor met 'n groot bak mengelslaai.

DIEETKUNDIGE SE AANTEKENINGE:
● Franse brood het 'n hoë GI, daarom is dit belangrik om 'n deel van die binnekant te verwyder en dit te vervang met die laevet-hawersemels en -boontjies.
● Die GI van hierdie pizza is steeds 'n bietjie hoog, maar met die gekoopte Franse brood is dit onmoontlik om dit laer te kry.
● Enigiets waarvan meel die hoofbestanddeel is, sal 'n hoë GI hê.
● Alle **wegneemetes** het dus 'n HOË GI en HOË vetinhoud.

SPEKVLEIS-EN-BROCCOLI-QUICHE

Lewer 8 porsies

Kors
250 ml (1 k) meel, gesif voordat dit afgemeet is
125 ml (½ k) hawersemels
45 ml (3 E) 'lite' margarien
1 ml (¼ t) sout
1 eier
45 ml (3 E) yswater

Vulsel
1 x 410 g-blik klein wit boontjies, gedreineer
250 ml (1 k) broccoli-blommetjies, in klein stukkies gesny
8 repe maer spekvleis, gekap
1 groot ui, fyn gekap
3 eiers
100 ml (⅖ k) afgeroomde melk
150 ml (⅗ k) ongegeurde laevet-jogurt

VOEDINGSTOWWE PER PORSIE
Glukemiese indeks 48 • **Vet** 10 g
Koolhidrate 30 g • **Vesel** 5 g
Proteïen 14 g • **kJ** 1196

Een porsie is gelyk aan 2 proteïen, 1½ stysel, en 1 beperkte groente

sout en peper na smaak
2 ml (½ t) mosterdpoeier
100 ml (⅖ k) gerasperde mozzarellakaas (2 vuurhoutjiedosies)
5 ml (1 t) gerasperde parmesaankaas

1 Vir die kors: Vryf die meel, hawersemels, margarien en sout saam tot die mengsel soos broodkrummels lyk.
2 Meng die eier en water. Voeg 'n eetlepel eiermengsel op 'n slag by die meelmengsel en meng tot 'n sagte deeg. Voeg nog meel by indien dit klewerig raak. Bedek en verkil sowat 20 minute.
3 Rol uit en voer 'n gesmeerde Franse randkoekpan of pasteibak daarmee uit, of druk die deeg met jou vingers in die bak.
4 Vir die vulsel: Dreineer die boontjies en versprei dit egalig oor die kors. Strooi die broccoli egalig oor die boontjies.
5 Braai die spekvleis en ui sonder enige olie of ander vet in die pan. As dit vassit, voeg 'n bietjie water by en roer.
6 Klits eiers, melk en jogurt saam. Voeg sout en mosterd by. Voeg ui en spekvleis by, roer en giet oor die quiche. Strooi kaas oor.
7 Bak 25–30 minute teen 180 °C tot die vulsel gestol is.
8 Sit voor met 'n slaai (kyk resepte onder Slaaie).

DIEETKUNDIGE SE AANTEKENINGE:
● Let daarop dat die quiche steeds 12 g vet per porsie bevat, selfs al word daar min vet in die voorbereiding gebruik.
● Onthou: **'n Quiche bevat baie vet**, veral die gekooptes.

Spekvleis-en-broccoli-quiche, en Franse brood met pizza-vulsel

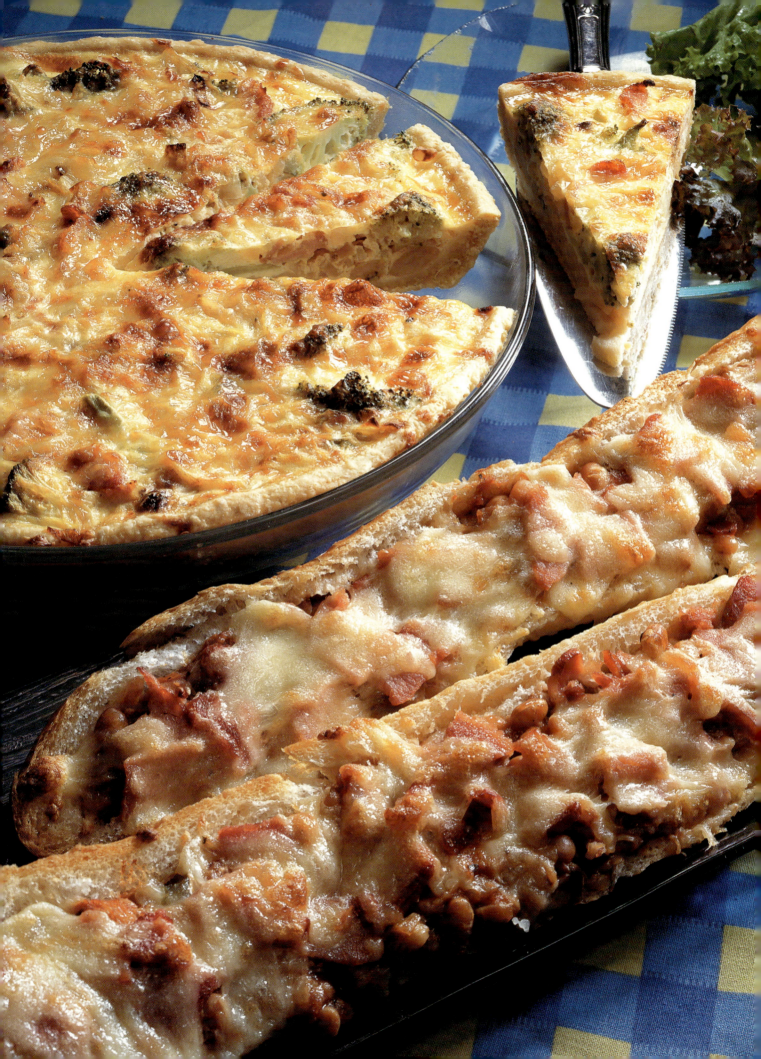

HOENDER MET KERRIERYS

Lewer 4 porsies

450 g ontbeende hoenderborsies, vel verwyder
5 ml (1 t) canola- of olyfolie
1 groot ui, fyn gekap
1 selderystingel, in skyfies gesny
1 geelwortel, gerasper
6 takkies vars pietersielie, fyn gekap
125 ml (½ k) droë wit wyn
10 ml (2 t) tamatiepasta
125 ml (½ k) aangemaakte hoenderekstrak
    (¼ ekstrakblokkie of 5 ml ekstrakpoeier
vars gemaalde swartpeper
1 lourierblaar
20 g (¼ k) gerasperde parmesaankaas

RYS
375 ml (1½ k) water
125 g (¾ k) rou basmati-rys
5 ml (1 t) 'lite' margarien
2 ml (½ t) sout
5 ml (1 t) kerriepoeier

1 Sny die hoender in 1 cm-blokkies.
2 Verhit die olie in 'n kastrol of kleefvrye pan. Voeg die groente en pietersielie by en roerbraai 10 minute liggies.
3 Voeg die hoender by en roerbraai 4–5 minute.
4 Meng die tamatiepasta, wyn en ekstrak en roer in. Geur met peper en voeg die lourierblaar by.
5 Verhit tot kookpunt, verlaag hitte en laat sowat 15 minute liggies prut. Verwyder die lourierblaar voor opdiening.
6 Om die rys te kook: Voeg rys by die water in 'n kastrol en verhit tot kookpunt. Laat 18–20 minute halfoop prut, of tot al die water geabsorbeer is.
7 Voeg die margarien, sout en kerriepoeier by. Skep die rys in 'n warm dienbak, skep die hoendersous bo-op en strooi parmesaankaas oor. Sit voor met 2 of 3 soorte gaar groente.

DIEETKUNDIGE SE AANTEKENINGE:

- Geelwortels het 'n hoë GI, maar slegs 30 g per persoon saam met ander lae-GI-bestanddele is heeltemal veilig.
- Parmesaankaas bevat baie versadigde vet. In hierdie resep word slegs 5 g per persoon gebruik, en die heerlike geur wat dit verleen, maak die bietjie ekstra vet die moeite werd.

VOEDINGSTOWWE PER PORSIE

Glukemiese indeks 48 ● Vet 7 g
Koolhidrate 27 g ● Vesel 2 g
Proteïen 29 g ● kJ 1333

EEN PORSIE is gelyk aan 1½ STYSEL en 3 PROTEÏEN

HOENDERKASSEROL

Lewer 8 porsies. Bak 1½ uur lank

8 hoenderdye, ± 100 g elk, vel verwyder
1 ui, fyn gekap
1 x 410 g-blik gebakte boontjies in
    tamatiesous
1 groen soetrissie, gekap
12,5 ml (1 D) heuning
2 ml (½ t) mosterdpoeier
5 ml (1 t) gemengde kruie
½ hoenderekstrakblokkie of
    10 ml (2 t) ekstrakpoeier, opgelos in
200 ml (⅘ k) kookwater
vars gemaalde swartpeper na smaak
4 repe maer spekvleis (verminderde sout)
50 ml (4 D) gekapte pietersielie

1 Rangskik hoenderdye in 'n oondbak. Meng orige bestanddele, behalwe die spekvleis en pietersielie, en skep oor die hoenderdye.
2 Bedek en bak 1 uur in 'n voorverhitte oond teen 180 °C; draai die hoender 'n paar maal om.
3 Haal die deksel af en bak nog 30 minute.
4 Verwyder alle sigbare vet van die spekvleis en rooster tot bros.
5 Meng die geroosterde spekvleis en pietersielie en strooi oor die hoenderkasserol.
6 Sit voor met basmati-rys of durumkoring-pasta, en groente.

Dié kasserol is heerlik, vinnig en maklik. As dit eers in die oond is, kan jy agteroorsit en 'n drankie geniet terwyl die hoender self gaar word.

DIEETKUNDIGE SE AANTEKENINGE:

- Kommersiële heuning het 'n baie hoë GI; gebruik dus net 'n klein bietjie saam met baie ander lae-GI-bestanddele.
- Die grootte van hierdie gereg se porsies is ideaal vir dames. Mans kan 1½ porsies skep. Onthou om 1 porsie stysel by te voeg vir elke ½ koppie basmati-rys of pasta.

VOEDINGSTOWWE PER PORSIE

Glukemiese indeks 47 ● Vet 7 g
Koolhidrate 13 g ● Vesel 4 g
Proteïen 21 g ● kJ 848

EEN PORSIE is gelyk aan 2½ PROTEÏEN

Hoender met kerrierys, en Hoenderkasserol

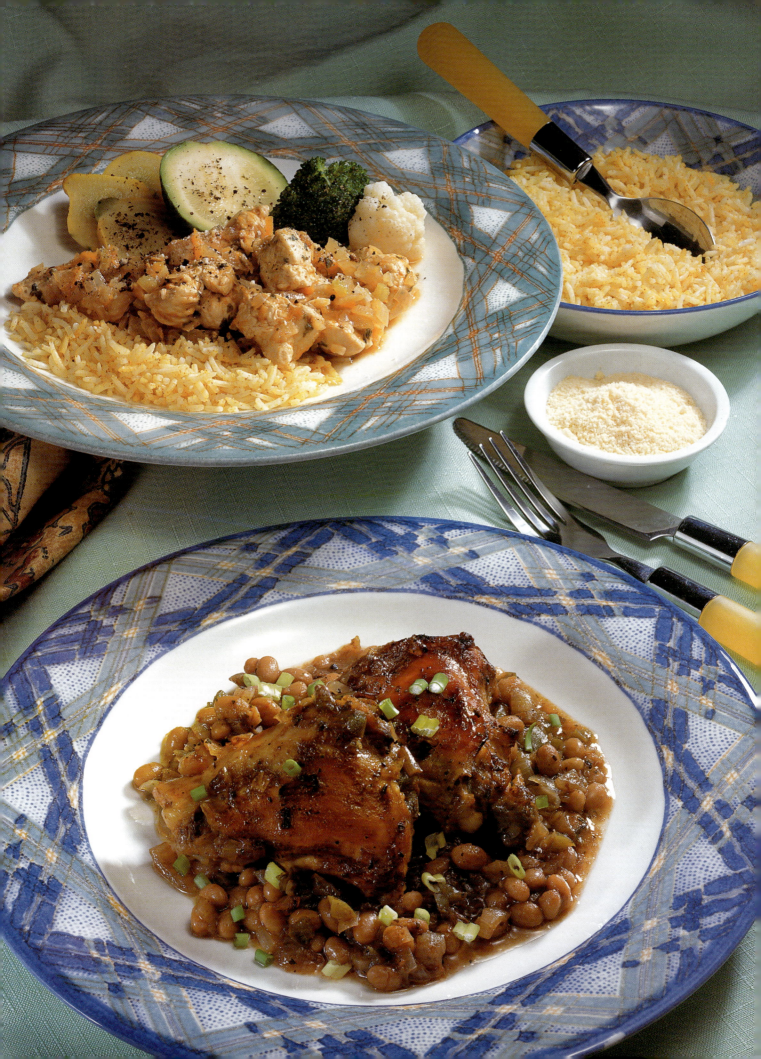

MALEISE HOENDER
Lewer 4 porsies

4 hoenderborsies, vel verwyder
5 ml (1 t) canola- of olyfolie
1 ui, gekap
1 x 410 g-blik klein wit boontjies,
    gedreineer
12,5 ml (1 D) mielieblom
    (kyk DIEETKUNDIGE SE AANTEKENINGE)
12,5 ml (1 D) kerriepoeier
12,5 ml (1 D) 'lite' blatjang of
    gewone blatjang
500 ml (2 k) onversoete lemoensap
2 ml (½ t) sout
1 groot groen piesang

1 Sny die hoender in blokkies. Verhit die olie in 'n pan, voeg die hoender en ui by en braai bruin.
2 Dreineer die boontjies en voeg saam met die orige bestanddele, behalwe die piesang, by die hoender; meng liggies. Skep die mengsel in 'n oondskottel en bak 40 minute in 'n voorverhitte oond teen 180 °C.
3 Voeg die gesnyde piesang 10 minute voor opdiening by.
4 Sit warm voor op basmati-rys, gaar pêrelgort of 'n mengsel van die twee, saam met 2 of 3 soorte gaar groente.

Dit is 'n vinnige en maklike resep vir daardie gejaagde dae wanneer aandete vinnig op tafel moet kom.

DIEETKUNDIGE SE AANTEKENINGE:
● Hou 'n fles met helfte hawersemels en helfte meel in die kas **om souse mee te verdik**. Dit het 'n baie laer GI as die meel, mielieblom of souspoeier wat gewoonlik gebruik word.
● As hoender in 'n resep gebruik word, verseker dit altyd 'n hoër proteïen- en laer vetinhoud.
● Die bonus van hierdie resep is dat dit ook baie vesel bevat, iets wat dikwels in ons maaltye kortkom.
● As gevolg van die hoë GI beveel ons nie normaalweg mielieblom aan om souse mee te verdik nie. In hierdie resep word daar egter so min gebruik, en is daar so baie ander lae-GI-bestanddele, dat dit skaars die GI beïnvloed.

VOEDINGSTOWWE PER PORSIE
Glukemiese indeks 45 ● Vet 7 g
Koolhidrate 36 g ● Vesel 7 g
Proteïen 39 g ● kJ 1599

EEN PORSIE is gelyk aan 4 PROTEÏEN en 1½ VRUG

HOENDERKERRIE
Lewer 5 porsies

400 g patat, gekook en in blokkies gesny
500 g gaar hoender, ontbeen, vel verwyder
    en in blokkies gesny

KERRIESOUS
5 ml (1 t) canola- of olyfolie
1 groot ui, fyn gekap
5 ml (1 t) gemaalde knoffel
5–10 ml (1–2 t) kerriepoeier, na smaak
3 ml borrie
5 ml (1 t) hoenderspesery
2 ml (½ t) sout
60 ml (¼ k) bruin druiweasyn
250 ml (1 k) water
15 ml (1 E) appelkooskonfyt

1 Berei eers die sous: Verhit die olie in 'n kleefvrye pan en braai die ui liggies tot goudbruin. Voeg die knoffel en speserye by en roer goed om te meng.
2 Voeg die asyn, water en appelkooskonfyt by. Voeg die gaar patat by, asook 125 ml van die water waarin dit gekook is. Voeg die hoenderblokkies by en laat 'n halfuur prut.
3 Druk 'n derde van die patat fyn, net genoeg om die sous te verdik.
4 Sit voor met basmati-rys en sambals soos gekapte uie en tamatie, komkommer in ongegeurde laevet-jogurt, en 'lite' blatjang.

Hierdie liggeel, matige hoenderkerrie is maklik en vinnig om te maak.

DIEETKUNDIGE SE AANTEKENINGE:
● Die patat gee 'n heerlike ryk geur en het 'n laer GI as aartappels.
● Die GI van hierdie maal is bereken sonder die sambals. Daarmee saam sal die GI selfs laer wees.
● Basmati-rys het 'n laer GI as gewone rys en is daarom beter om saam met kerrie te eet. Indien jy nie basmati-rys in die hande kan kry nie, gebruik gewone rys waarby 'n gelyke hoeveelheid lensies uit 'n blik gevoeg is.

VOEDINGSTOWWE PER PORSIE
Glukemiese indeks 50 ● Vet 8 g
Koolhidrate 21 g ● Vesel 3 g
Proteïen 29 g ● kJ 1204

EEN PORSIE is gelyk aan 1 STYSEL, 2½ PROTEÏEN en 1 BEPERKTE GROENTE

Maleise hoender, en Hoenderkerrie

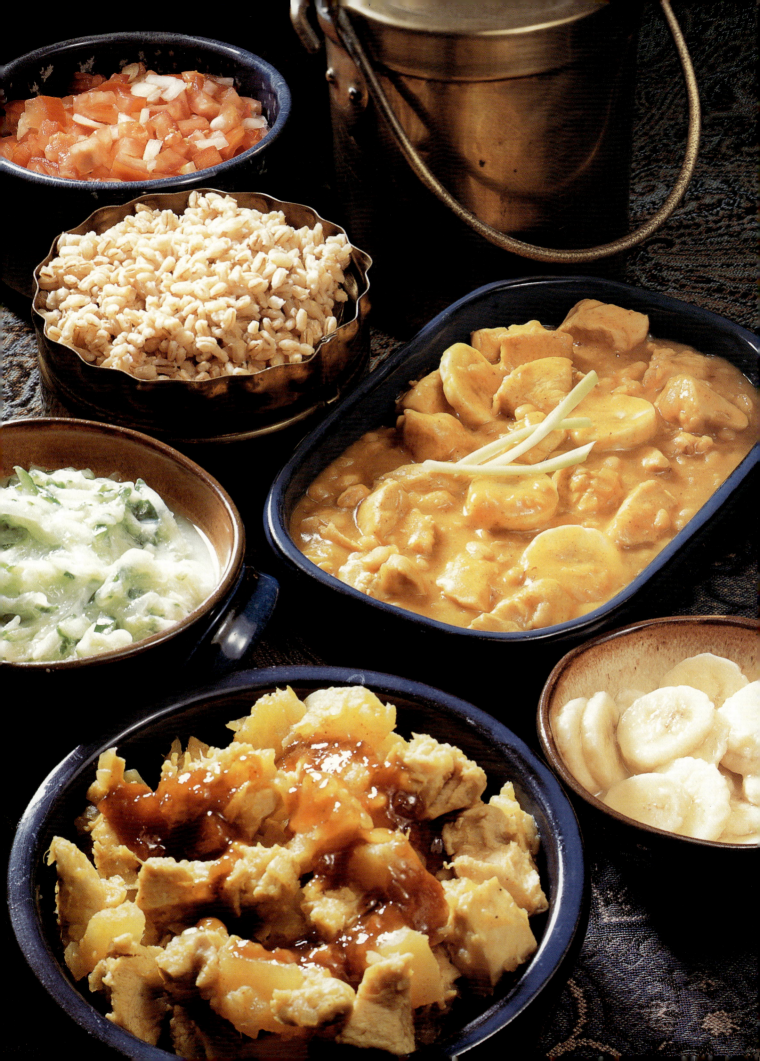

PASTA MET BROCCOLI EN HOENDER
Lewer 4 porsies

3 hoenderborsies (± 150 g elk)
5 ml (1 t) canola- of olyfolie
250 g buispasta, bv. penne, rigate of ziti
1 ui, in skywe gesny
1 rooi soetrissie, in dun repies gesny
5 ml (1 t) gemaalde knoffel
1 x 410 g-blik tamaties, in blokkies gesny
½ hoenderekstrakblokkie, opgelos in
250 ml (1 k) kookwater
50 ml (4 D) sultanas
2 ml (½ t) gerasperde lemoenskil
vars gemaalde swartpeper
1 liter (4 k) klein broccoli-blommetjies
5 ml (1 t) mielieblom
10 ml (2 t) bruinsuiker
15 ml (1 E) balsamiese asyn

VOEDINGSTOWWE PER PORSIE

Glukemiese indeks <30 ● Vet 6 g
Koolhidrate 55 g ● Vesel 8 g
Proteïen 36 g ● kJ 1772

EEN PORSIE is gelyk aan 3 STYSEL en
3 PROTEÏEN

1 Sny die hoender in dun repies.
2 Verhit die olie in 'n groot kleefvrye pan oor matige hitte tot dit warm is, maar nie rook nie. Voeg hoender by en roerbraai tot ligbruin. Skep die hoender met 'n gleufieslepel uit op 'n bord.
3 Kook die pasta in lig gesoute water tot net sag.
4 Voeg intussen die ui, soetrissie en knoffel by die pansappe en roerbraai tot die ui deurskynend is.
5 Voeg tamaties en tamatiesap, ekstrak, sultanas, lemoenskil en peper by. Verhit tot kookpunt en prut sous tot effens afgekook.
6 Voeg broccoli by en kook 5 minute tot sag, maar ferm.
7 Meng die mielieblom, suiker en asyn. Plaas die hoender terug in die pan en roer die mielieblommengsel in. Kook tot die sous effens verdik en die hoender deurwarm is. Meng die hoender liggies met die warm, gaar pasta en sit dit voor met 'n slaai.

Dit is 'n taamlik ongewone, soetsuur tamatie-pastasous.
Plaas die hoenderborsies sowat 15 minute in die vrieskas, dan sal dit makliker wees om dit in dun repies te sny.

DIEETKUNDIGE SE AANTEKENINGE:
● Normaalweg raai ons nie aan dat souse met mielieblom verdik word nie weens die hoë GI, maar in dié resep word baie min gebruik en daar is heelwat ander lae-GI-bestanddele.

SPAGHETTI BOLOGNAISE MET HOENDER
Lewer 4 porsies

300 g durumkoring-spaghetti
1 x 65 g-varkworsie, vel verwyder
½ hoenderekstrakblokkie of
    10 ml (2 t) ekstrakpoeier
3 hoenderborsies (± 150 g elk),
    in 1 cm-blokkies gesny
10 ml (2 t) gemaalde knoffel
1 x 410 g-blik heel tamaties met
    die sap, gekap
125 ml (½ k) gekapte pietersielie
vars gemaalde swartpeper
10 ml (2 t) suiker
250 ml (1 k) bevrore ertjies of
    mange tout (sneeu-ertjies)
60 g laevet-mozzarellakaas, gerasper
    (2 vuurhoutjiedosies)

VOEDINGSTOWWE PER PORSIE

Glukemiese indeks 33 ● Vet 10 g
Koolhidrate 59 g ● Vesel 7 g
Proteïen 40 g ● kJ 2054

EEN PORSIE is gelyk aan 3 STYSEL,
3 PROTEÏEN, en 1 BEPERKTE GROENTE

1 Kook die spaghetti in lig gesoute kookwater tot sag, maar ferm.
2 Krummel intussen die worsvleis in 'n groot pan. Voeg 'n bietjie van die ekstrak by en roer oor matige hitte tot die wors nie meer pienk is nie.
3 Voeg die hoender en knoffel by. Kook sowat 4 minute tot die hoender nie meer pienk is nie; roer deurentyd.
4 Roer die tamaties met die sap, die knoffel, pietersielie, peper en suiker en die orige ekstrak in en verhit tot kookpunt. Laat dit sowat 5 minute prut.
5 Voeg die ertjies by en kook tot net deurwarm.
6 Meng die sous met die warm pasta, strooi mozzarellakaas oor en sit dadelik voor met 'n slaai.

Dié heerlike pastagereg het die tipiese robuuste knoffel-en-tamatie-geur wat so eie is aan Napels.

DIEETKUNDIGE SE AANTEKENINGE:
● Die suiker in die resep maak nie die GI hoër nie omdat daar so min gebruik word.
● Dit is belangrik om pasta wat van durumkoring gemaak is, te gebruik, want dit het 'n baie laer GI as pasta wat van gewone meel gemaak is.

Pasta met broccoli en hoender, en Spaghetti bolognaise met hoender

Pasta met broccoli en hoender, en Spaghetti bolognaise met hoender

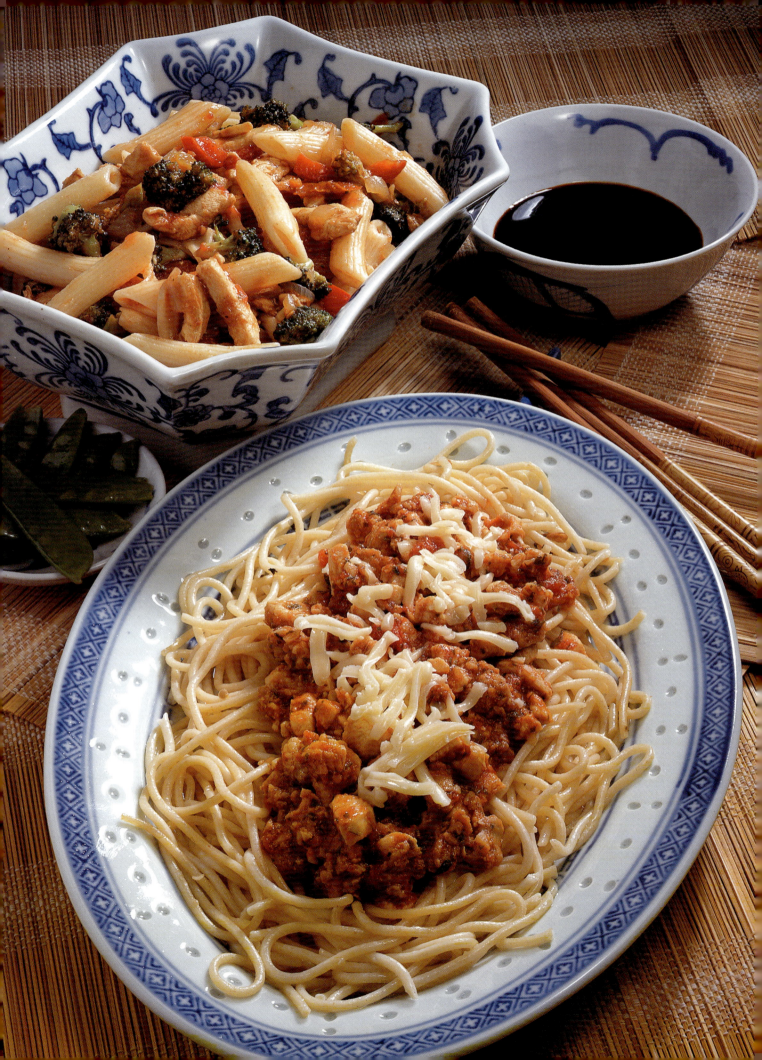

TAGLIATELLE MET HOENDER
Lewer 4 porsies

5 ml (1 t) canola- of olyfolie
1 ui, in klein blokkies gesny
5 ml (1 t) gemaalde knoffel of
        2 ml (½ t) gedroogde knoffelvlokkies
3 hoenderborsies, ± 150 g elk, fyn gekap
125 ml (½ k) droë wit wyn
½ hoenderekstrakblokkie, opgelos in
180 ml (¾ k) kookwater
250 g (1 bakkie) sampioene, in kwarte gesny
1 x 410 g-blik Italiaanse tamaties, gekap
7,5 ml (1½ t) gedroogde salie
1 klein lourierblaar
5 ml (1 t) suiker

VOEDINGSTOWWE PER PORSIE
Glukemiese indeks 33 ● **Vet 6 g**
Koolhidrate 50 g ● **Vesel 4 g**
Proteïen 34 g ● **kJ 1714**

Een porsie is gelyk aan 3 stysel, en 3 proteïen

vars gemaalde swartpeper
250 g durumkoring-tagliatelle
10 ml (2 t) gerasperde parmesaankaas

1 Verhit die olie in 'n groot kleefvrye pan oor matige hitte tot dit warm is, maar nie rook nie. Voeg die ui en knoffel by en roerbraai tot die ui deurskynend is.
2 Voeg hoender by en roerbraai 5 minute of tot dit nie meer pienk is nie; die hoenderstukkies moet los van mekaar wees.
3 Voeg wyn by en kook tot byna alles verdamp het. Voeg die ekstrak, sampioene, tamaties met die sap, salie, lourierblaar, suiker en peper by en verhit tot kookpunt.
4 Verlaag die hitte sodat dit net prut, bedek en kook 20 minute of tot die sous geurig en dik is.
5 Kook intussen die pasta tot net sag. Dreineer goed.
6 Meng die sous met die warm pasta. Skep op vier borde, strooi parmesaankaas oor en sit voor met 'n slaai.

DIEETKUNDIGE SE AANTEKENINGE:
● Verdubbel die pasta vir **koolhidraatlading**. Dit sal dan 94 g stadig vrygestelde koolhidrate bevat, met min vet en proteïen.

HOENDER-ROERBRAAI
Lewer 6 porsies

5 ml (1 t) canola- of olyfolie
4 hoenderborsies, in dun repies gesny
2 uie, in skywe gesny
2 selderystingels, gekap
250 g (1 bakkie) sampioene, in skyfies gesny
750 ml (3 k) gesnipperde kool
125 ml (½ k) broccoli-blommetjies
125 ml (½ k) blomkoolblommetjies
1 groot geelwortel, in juliennerepies gesny
1 groen soetrissie, in repies gesny
1 x 410 g-blik botterboontjies, gedreineer

Sous
30 ml (2 E) sojasous met verminderde sout
50 ml (2 D) asyn
15 ml (3 E) gemaalde knoffel
5 ml (1 t) fyn gemmer
15 ml (1 E) suiker
20 ml (4 t) tamatiesous, gewone of 'lite'
25 ml (2 D) mielieblom
25 ml (2 D) hawersemels
375 ml (1½ k) water

VOEDINGSTOWWE PER PORSIE
Glukemiese indeks 35 ● **Vet 5 g**
Koolhidrate 20 g ● **Vesel 7 g**
Proteïen 29 g ● **kJ 1075**

Een porsie is gelyk aan 3 proteïen, 1 beperkte groente en vry groente

1 Verhit die olie in 'n wok of groot pan, voeg die uie by en braai liggies tot deurskynend.
2 Voeg die hoender by en braai bruin; roer deurentyd.
3 Voeg al die gekerfde en gekapte groente by en roerbraai tot net gaar. Voeg die botterboontjies by en maak deurwarm.
4 Vir die sous: Meng al die bestanddele en roer tot glad.
5 Giet die sous oor die roerbraai en roer deeglik sodat die sous oral reëlmatig verdik.
6 Sit voor met basmati-rys of gaar pêrelgort.

Jy kan dié roerbraai ook op 'n plat staalplaat oor 'n oop vuur maak.

DIEETKUNDIGE SE AANTEKENINGE:
● As jy nie basmati-rys kan kry nie, gebruik gewone wit of bruin rys en meng dit met lensies uit 'n blik. Gebruik 250 ml rou rys vir een 410 g-blik lensies. Kook die rys soos gewoonlik en voeg die lensies aan die einde by om deurwarm te maak.
● Mense met jig moenie **sampioene** eet nie.
● Vir **koolhidraatlading**, laat die hoender weg en eet 'n dubbele porsie roerbraai met baie rys of gort. Die roerbraai sal 27 g koolhidrate (901 kJ) bevat, en elke 125 ml rys of gort nog 28 g.
● Weens die hoë GI gebruik ons nie normaalweg **mielieblom om souse te verdik** nie, maar as dit om die helfte met **hawersemels** gemeng word, word die vrystelling van glukose in die bloed vertraag.

Tagliatelle met hoender, en Hoender-roerbraai

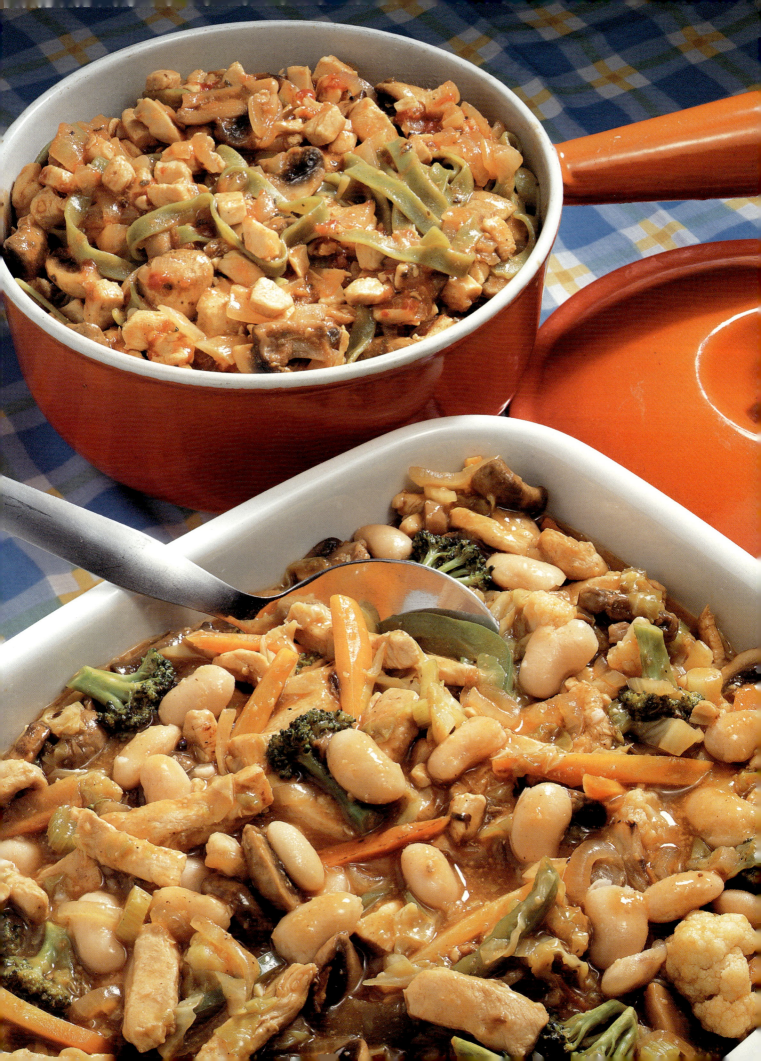

MEXIKAANSE VIS-EN-BOONTJIES

Lewer 4 porsies

5 ml (1 t) canola- of olyfolie
1 selderystingel, in klein blokkies gesny
1 ui, fyn gekap
5 ml (1 t) gemaalde knoffel of
   1 knoffelhuisie, fyngedruk
1 x 410 g-blik tamaties met die sap,
   fyngemaak
1 x 410 g-blik botterboontjies, goed
   gedreineer
5 ml (1 t) gemaalde brandrissie
125 ml (½ k) droë wit wyn
4 witvisfilette sonder grate, sowat 500 g,
   in blokkies gesny
30 ml (2 E) gekapte pietersielie
vars gemaalde swartpeper

VOEDINGSWAARDE PER PORSIE

MET KAPOKAARTAPPELS/STYWEPAP
GEMAAK VAN ONGESIFTE MIELIEMEEL

Glukemiese indeks 50 ● Vet 8 g
Koolhidrate 37 g ● Vesel 8 g
Proteïen 31 g ● kJ 1640

EEN PORSIE vis en aartappel of pap is
gelyk aan 2 STYSEL en 3 PROTEÏEN

1 Verhit die olie in 'n kleefvrye pan of kastrol. Voeg die seldery, ui en knoffel by en soteer sowat 5 minute of tot sag.

2 Voeg die tamaties, boontjies en brandrissie by en laat prut 10 minute onbedek.

3 Verhit intussen die wyn in 'n medium kastrol oor matige hitte.

4 Voeg die vis by en posjeer 3–4 minute liggies, of tot die vis net deurgaar is.

5 Meng die vis en pansappe met die tamatie-en-boontjiemengsel.

6 Voeg die pietersielie by, en peper na smaak.

7 Sit dadelik voor met kapokaartappels of stywepap gemaak van ongesifte mieliemeel, en 'n mengelslaai.

Gebruik net laevet- of afgeroomde melk en 'n baie klein bietjie 'lite' margarien vir die kapokaartappels.
Maak die pap van ongesifte mieliemeel.
Om aan bevrore vismootjies 'n heerlike vars-uit-die-see smaak te gee, laat dit in melk lê om te ontdooi. Maak die vis baie goed droog voor dit gebak word.

DIEETKUNDIGE SE AANTEKENINGE:

● Hierdie maal is 'n tipiese voorbeeld van hoe 'n hoë-GI-gereg, bv. kapokaartappels, suksesvol met 'n lae-GI-gereg wat peulgewasse of boontjies bevat, gekombineer kan word. Die GI van die vis-en-boontjiegereg alleen is 18, en dié van die kapokaartappels 71. Gesamentlik is die GI van die maaltyd 50.

● Die voedingswaarde van die vis met die kapokaartappels of pap word langsaan aangegee.

● Pap en kapokaartappels het soortgelyke GI-waardes.

● Dit is interessant om daarop te let dat die GI van die pap met minstens 10 punte verlaag indien dit 'n paar uur voor die tyd gekook word, gelaat word om af te koel en weer verhit word wanneer die vis gereed is om te eet.

● Ons beveel aan dat, indien jy genoeg tyd het, jy die pap voor die tyd maak en dit dan laat afkoel. Verhit die pap weer net voor opdiening.

● Hierdie gereg kan ook met basmati-rys voorgesit word. Indien jy nie basmati-rys in die hande kan kry nie, gebruik gewone rys waarby 'n gelyke hoeveelheid klaargaar lensies uit 'n blik gevoeg is. Dreineer die lensies, voeg dit by die warm rys en maak weer deurwarm.

Mexikaanse vis-en-boontjies

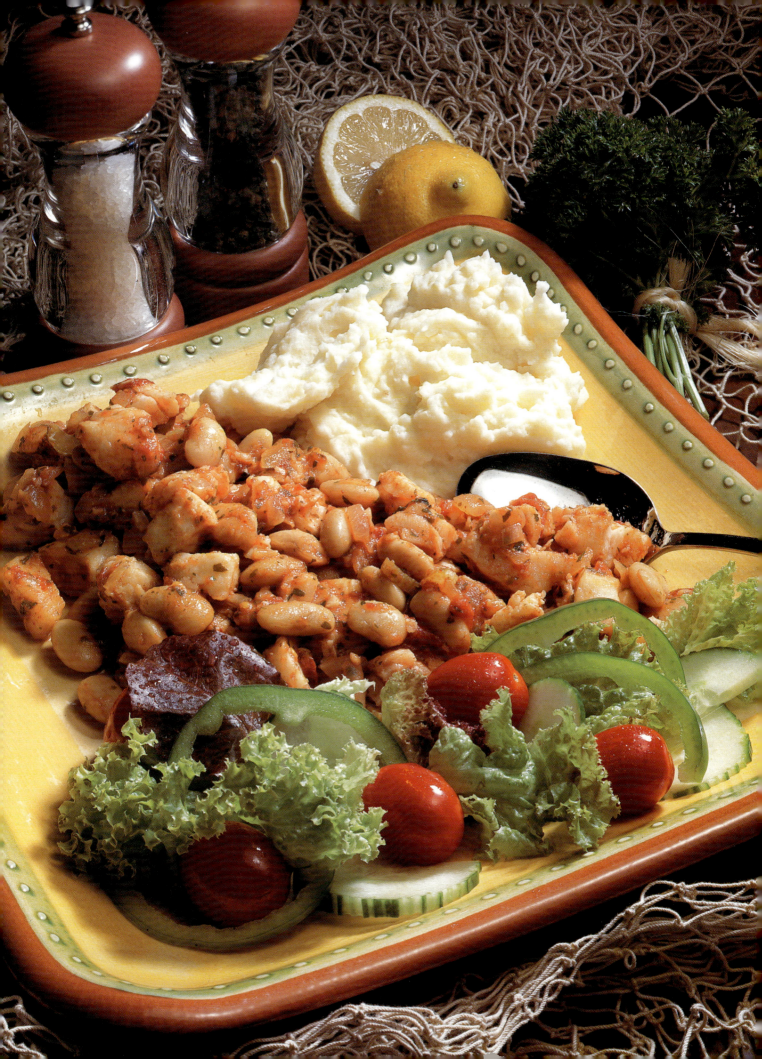

VISKOEKIES

Lewer 6 groot of 12 klein viskoekies. 'n Vinnige en maklike gereg wat ook die sak pas.

1 x 410 g-blik salm of sardyne
    in tamatiesous
1 ui, fyn gerasper
10 ml (2 t) pietersielie, fyn gekap
250 ml (1 k) hawermout
1 eier
15 ml (1 E) canola- of olyfolie

1 Verwyder die sous van die vis, vlok die vis en voeg die ui, pietersielie en hawermout by.
2 Meng met eier en van die vis se sous tot 'n stewige mengsel; moenie te veel meng nie. Vorm 6 groot of 12 klein viskoekies.
4 Verhit die olie en braai vinnig.
5 Sit voor met klein (jong) aartappeltjies in die skil met pietersielie oorgestrooi en 2 tot 3 soorte gaar groente, of mengelslaai.

VOEDINGSWAARDE PER GROOT VISKOEKIE

Glukemiese indeks 27 ● Vet 7 g
Koolhidrate 3 g ● Vesel 0,5 g
Proteïen 14 g ● kJ 565

EEN GROOT VISKOEKIE is gelyk aan
2 PROTEÏEN

DIEETKUNDIGE SE AANTEKENINGE:

● Die viskoekies kan ook gebruik word vir visburgers. Die resep lewer 6 burgerkoekies. Omdat die GI van die koekies so laag is, kan dit op 'n gewone broodrolletjie geëet word!
● Moenie die rolletjie smeer nie, sodat die vetinhoud laag bly. Voeg tamatiesous, mosterd en/of 'lite' blatjang by.
● Sardyne is 'n ryk bron van Ω-3- (omega 3-) essensiële vetsure. Moderne diëte het gewoonlik 'n tekort aan Ω-3-vetsure; hier is dus 'n smaaklike manier om een maal per week so 'n ryk bron in te sluit. Ω-3-vetsure is veral belangrik vir mense wat geneig is tot allergieë of met verswakte immuunstelsels. Ω-3-vetsure het ook besliste voordele vir AGHS (ADHD) en hartsiekte.

HEILSAME TUNASKOTTEL

Lewer 4 porsies

125 g (1 k) rou durumkoring-skroefnoedels
5 ml (1 t) canola- of olyfolie
1 ui, gekap
125 g (½ bakkie) sampioene,
    in skyfies gesny
15 ml (1 E) meel
15 ml (1 E) tamatiepuree
125 ml (½ k) laevetmelk
knippie gedroogde basiliekruid
1 ml (¼ t) sout
vars gemaalde swartpeper
60 g laevet-cheddarkaas, gerasper
    (2 vuurhoutjiedosies)
1 blikkie tuna in soutwater, gedreineer
10 ml (2 t) gerasperde parmesaankaas

1 Voorverhit die oond tot 150 °C.
2 Kook die pasta in genoeg lig gesoute kookwater tot net sag. Dreineer en hou eenkant.
3 Verhit die olie en soteer die ui en sampioene.
4 Meng die meel in en voeg die tamatiepuree by.
5 Meng die melk, basiliekruid, sout en peper in. Hou aan roer tot die mengsel verdik.
6 Meng met die gaar pasta, kaas en tuna.
7 Giet die mengsel in 'n oondvaste bak en strooi die gerasperde parmesaankaas oor.
8 Bak 25–30 minute in 'n voorverhitte oond.
9 Sit voor met 'n groot bak mengelslaai.

Hierdie vispastei is baie vinnig en maklik.

VOEDINGSTOWWE PER PORSIE

Glukemiese indeks 33 ● Vet 8 g
Koolhidrate 28 g ● Vesel 2 g
Proteïen 18 g ● kJ 1071

EEN PORSIE is gelyk aan 1 STYSEL,
2 PROTEÏEN en VRY GROENTE

DIEETKUNDIGE SE AANTEKENINGE:

● Met dubbel die hoeveelheid noedels is dit 'n heerlike gereg vir **koolhidraatlading**. Die koolhidraatinhoud sal opgaan na 50 g per porsie, terwyl die proteïen, vet en GI onveranderd sal bly.
● Normaalweg beveel ons nie die hoë-GI-meel aan om souse mee te verdik nie. In hierdie resep vergoed die lae-GI-melk en -pasta egter vir die bietjie meel wat gebruik word.
● Die hoër vetinhoud van dié gereg, al word so min tuna in soutwater gebruik, is toe te skryf aan die melk en kaas in die resep. Dit kan effens verlaag word deur afgeroomde melk te gebruik.

Heilsame tunaskottel, en Viskoekies

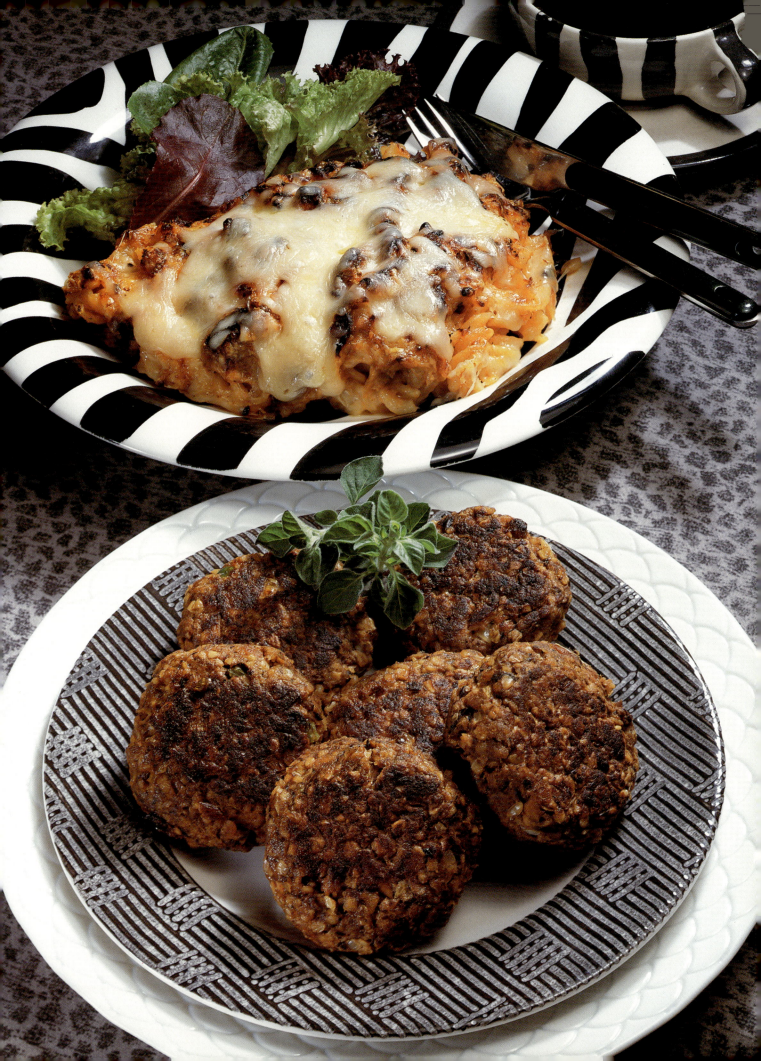

VIS-EN-RYSKERRIE

Lewer 6 porsies

400 g bevrore stokvismootjies
250 ml (1 k) laevetmelk
5 ml (1 t) visspesery
1 medium ui, gekap
5 ml (1 t) canola- of olyfolie
5–7 ml (1–1½ t) kerriepoeier
1 ml (¼ t) borrie
125 ml (½ k) rou basmati-rys
2 ml (½ t) sout
2 hardgekookte eiers
skil en sap van 1 suurlemoen
1 x 410 g-blik bruin lensies
125 ml (½ k) ongegeurde laevet-jogurt
2 ml (½ t) suurlemoenpeper

VOEDINGSTOWWE PER PORSIE

Glukemiese indeks 41 ● Vet 5 g
Koolhidrate 26 g ● Vesel 4 g
Proteïen 21 g ● kJ 1035

EEN PORSIE is gelyk aan 1 STYSEL en 2 PROTEÏEN

1 Verwyder die vel van die visfilette en plaas hulle in 'n kastrol. Strooi die visspesery oor. Giet die melk oor, bedek en kook sowat 10 minute.
2 Dreineer, maar behou die sous waarin die vis gekook het. Voeg genoeg water by die sous om 600 ml te verkry.
3 Vlok die vis en verwyder die grate.
4 Braai die ui in die olie tot sag. Voeg die kerriepoeier en borrie by. Voeg die rys, sout en melk-en-watermengsel by. Roer goed. Laat 20 minute prut, of tot die rys gaar is.
5 Dop intussen die eiers af en sny in wiggies.
6 Voeg die eiers, vis, lensies, suurlemoenskil en -sap by die rysmengsel. Meng liggies en maak deurwarm.
7 Voeg die jogurt by, meng deur en verhit 'n paar sekondes. (Wees versigtig – as die gereg te warm gemaak word, sal die jogurt skif.)
8 Strooi suurlemoenpeper oor en sit warm of koud voor met slaai of gaar groente.

DIEETKUNDIGE SE AANTEKENINGE:

● Alle visgeregte het 'n lae vetinhoud aangesien vis 'n proteïenbron met 'n baie lae vetinhoud is.

BOONTJIEKASSEROL MET PIZZA-BOLAAG

Lewer 4 porsies

5 ml (1 t) olie
2 uie, gekap
2 groen soetrissies, gekap
1 x 410 g-blik bruin boontjies
    of suikerboontjies
250 ml (1 k) gaar bruin rys
60 ml (4 E) gekapte pietersielie
2 dun snye vars bruinbrood, gekrummel
2 eiers (1 hele eier + 1 eierwit)
125 ml (½ k) ongegeurde laevet-jogurt
sout en swartpeper
3 tamaties, in dun skyfies gesny
60 g mozzarellakaas, gerasper
    (2 vuurhoutjiedosies)
30 ml (2 E) gerasperde parmesaankaas
2 ml (½ t) gedroogde orego
1 ml (¼ t) gedroogde basiliekruid
5 ml (1 t) olyfolie

VOEDINGSTOWWE PER PORSIE

Glukemiese indeks 36 ● Vet 9 g
Koolhidrate 42 g ● Vesel 10 g
Proteïen 17 g ● kJ 1406

EEN PORSIE is gelyk aan 3 STYSEL en 2 PROTEÏEN

1 Voorverhit die oond tot 180 °C.
2 Verhit olie en soteer uie en soetrissies tot sag. Hou eenkant.
3 Dreineer die boontjies en meng met die rys, pietersielie, broodkrummels, uie en soetrissies.
4 Klits die eier en jogurt saam en geur.
5 Voeg die boontjiemengsel by. Meng goed.
6 Skep in 'n gesmeerde oondvaste bak en maak gelyk.
7 Pak tamatieskywe bo-op en strooi die gemengde gerasperde kaas bo-oor.
8 Strooi die kruie oor, en besprinkel laastens met olyfolie.
9 Bak 25 minute teen 180 °C tot die kaas begin borrel.

DIEETKUNDIGE SE AANTEKENINGE:

● Mense dink dikwels **vegetariese geregte** bevat min vet omdat dit geen vleis, vis of hoender bevat nie. In werklikheid het hulle gewoonlik **'n hoë vetinhoud**. Dié gereg bevat so min vet omdat die olie en kaas tot die minimum beperk is.
● Dié gereg is geskik vir **koolhidraatlading**. Dit bevat heelwat stadig geabsorbeerde koolhidrate en sowel die vet- as proteïeninhoud is taamlik laag.
● Brood en rys is albei hoë-GI-bestanddele, maar al die ander lae-GI-bestanddele vergoed daarvoor.
● Hierdie gereg bevat eier sowel as suiwel, dus is dit ook geskik vir **lakto-vegetariërs**.

Boontjiekasserol met pizza-bolaag, en Vis-en-ryskerrie

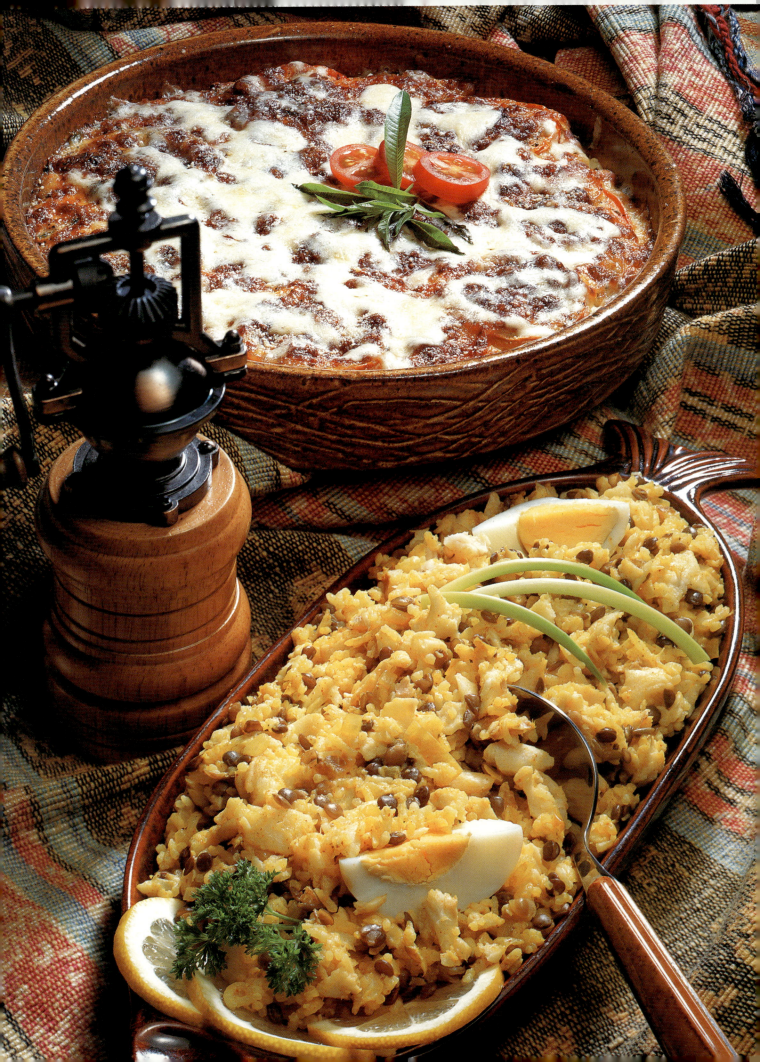

GROENTELASAGNE

Lewer 6 porsies

1 bossie (500 g) spinasie, gewas en
   stingels verwyder
200 g kits- durumkoring-lasagnevelle
10 ml (2 t) gerasperde parmesaankaas
125 ml (½ k) gerasperde laevet-
   mozzarellakaas

GROENTESOUS
5 ml (1 t) canola- of olyfolie
2 uie, gekap
10 ml (2 t) gemaalde knoffel
250 g (1 bakkie) sampioene,
   in skyfies gesny
½ klein groen soetrissie, gekap
60 ml (4 E) tamatiepasta
1 x 410 g-blik gemengde boontjies,
   gedreineer
1 x 410 g-blik tamaties met die sap,
   fyngemaak
5 ml (1 t) gedroogde gemengde kruie

KAASSOUS
5 ml (1 t) 'lite' margarien
20 ml (4 t) meel
375 ml (1½ k) laevetmelk
60 g (2 vuurhoutjiedosies) laevet-kaas
knippie fyn neutmuskaat
2 ml (½ t) sout
vars gemaalde swartpeper na smaak

VOEDINGSTOWWE PER PORSIE

Glukemiese indeks <32 ● Vet 7 g
Koolhidrate 44 g ● Vesel 11 g
Proteïen 19 g ● kJ 1367

EEN PORSIE is gelyk aan 2 STYSEL,
2 PROTEÏEN en 1 BEPERKTE GROENTE

1 Stoom die spinasie liggies tot net verlep. Dreineer goed.

2 Vir die groentesous: Verhit olie in 'n kleefvrye pan. Voeg die uie en knoffel by en braai sowat 5 minute.

3 Voeg sampioene en soetrissie by en braai nog 3 minute. Voeg tamatiepasta, boontjies, tamaties en kruie by. Prut 15 minute.

4 Vir die kaassous: Smelt die margarien en roer die melk in.

5 Meng die meelblom in 'n glasbak of -beker met 50 ml water tot 'n gladde pasta. Haal die warm melk van die stoof af en voeg dit geleidelik, 50 ml op 'n slag, by die meelblompasta; roer na elke byvoeging tot glad. Giet die sous terug in die kastrol.

6 Plaas terug op stoof en roer tot die sous glad en dik is. Verwyder van die hitte en roer die kaas, neutmuskaat, sout en peper in.

7 Om saam te stel: Giet die helfte van die groentesous oor die boom van 'n lasagnebak. Plaas 'n laag lasagnevelle bo-op, en dan die helfte van die spinasie. Sprei die helfte van die kaassous oor die spinasie. Giet die orige groentesous oor, gevolg deur die orige lasagnevelle. Bedek met die orige spinasie en eindig met die orige kaassous. Strooi parmesaan- en mozzarellakaas oor.

8 Bak 45 minute tot 1 uur in 'n voorverhitte oond teen 180 °C tot dit begin borrel en verbruin.

Hoewel dit na 'n lang resep lyk, is dit in werklikheid baie maklik om te maak en beslis die moeite werd. Dit is 'n heerlike vegetariese maal. Om die lasagnevelle sag te maak en te voorkom dat dit opkrul, doop elke vel in kookwater voor jy dit in die bak pak.

DIEETKUNDIGE SE AANTEKENINGE:

● Die veselinhoud van hierdie gereg is besonder hoog en dit bevat ook baie min vet.

● Spinasie is nog nie getoets nie, maar ons vermoed dit het 'n hoë GI aangesien marog, wat soortgelyk is aan spinasie, 'n hoë GI het. In dié resep word dit saam met so baie ander lae-GI-groente gebruik dat die totale GI van die maal steeds laag is.

WAAROM GEBRUIK ONS DROË BOONTJIES (PEULGEWASSE) IN SO BAIE GEREGTE?

Die meeste van ons weet nie meer hoe om peulgewasse te gebruik nie. Om te wys hoe maklik dit is om dit in alledaagse geregte in te sluit, het ons dit op smaaklike en maklike maniere in baie van ons resepte ingesluit. Boontjies (en alle peulgewasse) het baie gesondheidsvoordele:

● Peulgewasse verminder cholesterol daadwerklik.

● Peulgewasse kan diabete se vroegoggend-bloedglukosetellings verlaag.

● Peulgewasse bevat volop oplosbare en onoplosbare vesel wat help om die simptome van prikkelbare derm-sindroom te verminder.

● Peulgewasse verlaag die GI van enige maal effektief.

● Peulgewasse laat 'n mens gouer versadig voel, en is dus ideaal vir verslankingsdiëte.

● Die oplosbare vesel in peulgewasse stimuleer die immuunstelsel in die dermkanaal.

● Peulgewasse is 'n vinnige en maklike manier om die veselinhoud van enige maal te verhoog.

● Peulgewasse bevat min vet, 'n besliste voordeel in ons eeu van hoëvet-kitskosse.

● Peulgewasse is 'n goedkoop bron van proteïen.

Groentelasagne

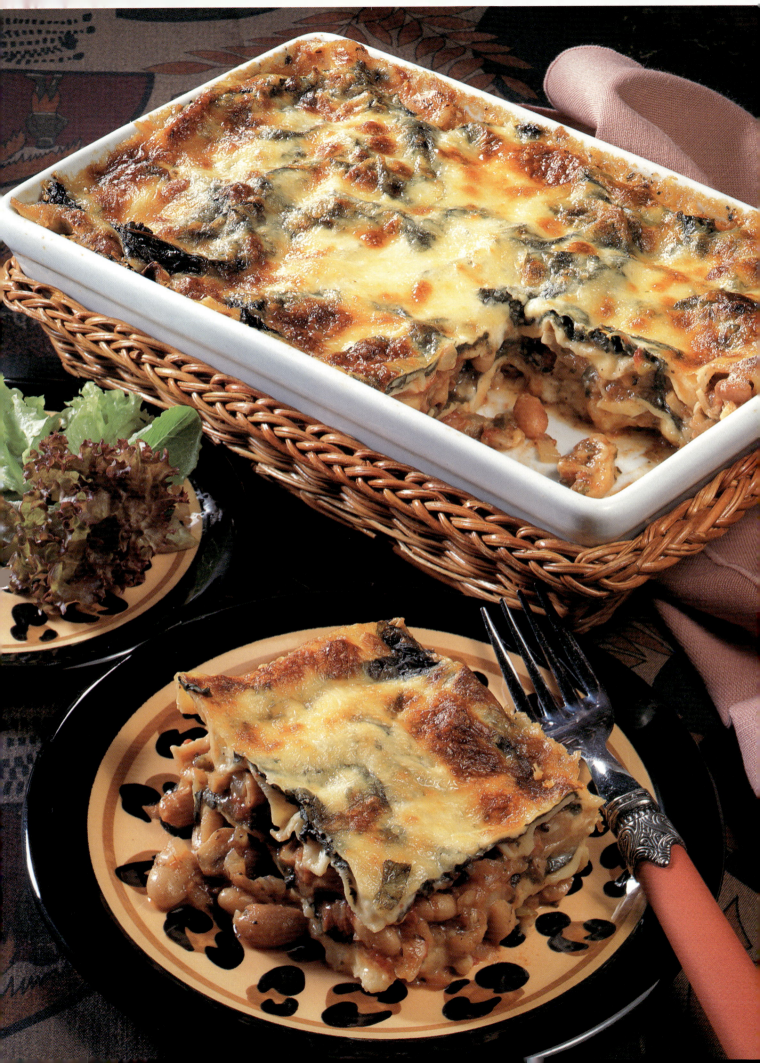

GROENTEKERRIE
Lewer 6 porsies

5 ml (1 t) canola- of olyfolie
1 medium ui, gekap
10 ml (2 t) gemaalde knoffel
25 ml (2 D) gemaalde vars gemmer
10 ml (2 t) fyn komyn
10 ml (2 t) fyn koljander
10 ml (2 t) borrie
10 ml (2 t) kerriepoeier
2 ml (½ t) gemaalde brandrissie (opsioneel)
3 ml (½ t) sout
125 ml (½ k) water
1 groot aartappel, ongeskil, in blokkies gesny
500 ml (2 k) pampoenblokkies
250 ml (1 k) blomkoolblommetjies
1 x 410 g-blik tamaties met die sap, gekap
1 x 410 g-blik keker-ertjies, gedreineer
1 rooi soetrissie, in dik skywe gesny
4 jong murgpampoentjies (zucchini), in dik
  skywe gesny

ROMERIGE SOUS
5 ml (1 t) 'lite' margarien
½ hoenderekstrakblokkie, opgelos in
250 ml (1 k) kookwater
125 ml (½ k) ingedampte laevetmelk,
  bv. Nestlé Lite
20 ml (4 t) meelblom

VOEDINGSTOWWE PER PORSIE
Glukemiese indeks 37 ● Vet 4 g
Koolhidrate 25 g ● Vesel 7 g
Proteïen 8 g ● kJ 753

EEN PORSIE is gelyk aan 1 STYSEL,
1 PROTEÏEN en VRY GROENTE

1 Verhit die olie in 'n groot kastrol, voeg die ui en knoffel by en braai liggies tot sag. Voeg die speserye by en braai 1 minuut.

2 Voeg die water, aartappel, pampoen, blomkool, tamaties en keker-ertjies by. Laat 20 minute prut.

3 Voeg die soetrissieskywe en jong murgpampoentjies by en laat nog 10 minute prut.

4 Berei intussen die romerige hoendersous: Smelt die margarien in 'n klein kastrolletjie. Voeg die ekstrak, water en melk by die warm margarien.

5 Meng die meelblom in 'n glasbak met 50 ml water tot 'n gladde pasta. Voeg die helfte van die warm ekstrak-en-melk-mengsel by die meelpasta en roer goed.

6 Giet die meel-en-melkmengsel terug in die kastrol by die ander helfte van die melk en ekstrak en verhit tot kookpunt. Roer tot dik en romerig.

7 Voeg die sous by die kerriegroente en meng liggies.

8 Sit voor op basmati-rys.

DIEETKUNDIGE SE AANTEKENINGE:

● Normaalweg sou 'n mens verwag dat groentekerrie net groente moet bevat. Die romerige sous en die keker-ertjies in hierdie gereg sorg egter albei vir aanmerklike hoeveelhede proteïen. Die keker-ertjies, aartappel en groente verskaf ook stysel; dus kan hierdie vegetariese gereg gereken word as proteïen en stysel met vry groente.

● Let ook daarop dat ons min olie en 'lite' margarien gebruik het, en spesifiek ingedampte laevetmelk, om die vetinhoud van die gereg laag te hou. Die meeste vegetariese geregte bevat baie vet al word geen vleis, vis of hoender gebruik nie. Dit is belangrik om die keker-ertjies te gebruik, anders kan die GI van die gereg dalk te hoog raak as gevolg van die aartappel en pampoen.

Groentekerrie

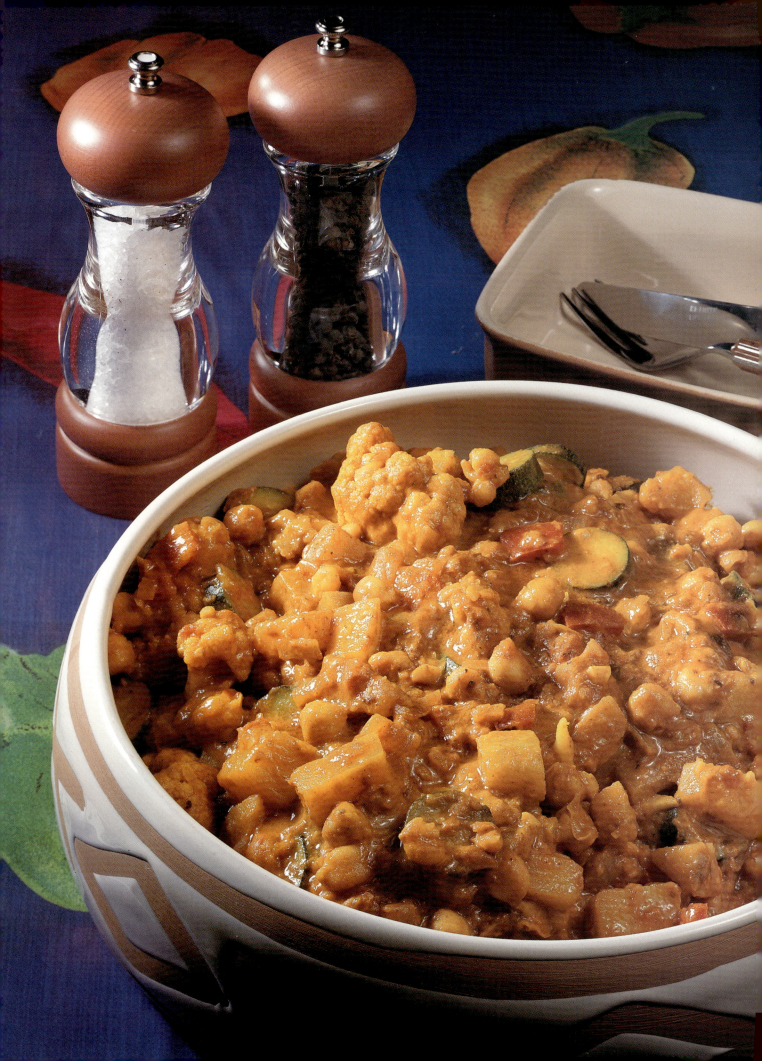

VEGETARIESE GEREGTE

BOONTJIE-EN-NOEDELKASSEROL

Lewer 4 porsies

5 ml (1 t) canola- of olyfolie
1 ui, gekap
2 knoffelhuisies, fyngedruk
1 tamatie, gekap
1 x 410 g-blik gebakte boontjies in
   tamatiesous
5 ml (1 t) orego
5 ml (1 t) basiliekruid
250 ml (1 bakkie) vetvrye maaskaas
100 g mozzarella-kaas, gerasper en in
   twee verdeel (3 vuurhoutjiedosies)
250 g (1 bakkie) sampioene
1 eier, geklits
4 x 250 ml (4 k) gaar durumkoring-noedels
   (2 k rou noedels)

VOEDINGSTOWWE PER PORSIE

Glukemiese indeks 35 ● Vet 10 g
Koolhidrate 61 g ● Vesel 11 g
Proteïen 26 g ● kJ 1808

EEN PORSIE is gelyk aan 3 STYSEL en
3 PROTEÏEN

1 Voorverhit die oond tot 180 °C.
2 Verhit die olie, voeg die ui en knoffel by en soteer tot sag.
3 Voeg die tamatie, kruie en boontjies by en verhit tot kookpunt.
4 Verlaag die hitte en laat 10 minute onbedek prut.
5 Meng die maaskaas, die helfte van die mozzarellakaas, die sampioene en die eier goed.
6 Smeer 'n oondvaste bak, skep die helfte van die noedels daarin, skep die helfte van die kaasmengsel bo-op en dan die helfte van die boontjiemengsel.
7 Herhaal die lae en strooi die orige kaas bo-oor.
8 Bak 45 minute in 'n voorverhitte oond teen 180 °C.
9 Sit warm voor met 'n groenslaai of twee soorte gaar groente.

DIEETKUNDIGE SE AANTEKENINGE:

● Dit is belangrik om vetvrye maaskaas te gebruik, aangesien die mozzarella alreeds die vetinhoud opstoot.
● Die besonder hoë veselinhoud vergoed vir die betreklik hoë vetinhoud; daarom is dit **Jack Spratt Groen Plus**.
● Vegetariese geregte bevat gewoonlik baie vet omdat so baie olie en kaas gebruik word.
● Hierdie gereg is geskik vir **koolhidraatlading**. Dit bevat baie stadig vrygestelde koolhidrate en nie te veel vet en proteïen nie.

AARTAPPEL-EN-BOONTJIEPASTEI

Lewer 6 porsies

2 x 410 g-blikke bruin boontjies of
   gemengde boontjies, gedreineer
1 geelwortel, in skyfies gesny
1 tamatie, in blokkies gesny
250 ml (1 k) fyn gesnipperde kool
125 ml (½ k) groenboontjies, gekap
125 ml (½ k) jong murgpampoentjies, in
   skyfies gesny
1 ui, gekap
1 knoffelhuisie, fyngedruk, of
   2 ml (½ t) gedroogde knoffelvlokkies
5 ml (1 t) gedroogde gemengde kruie
vars gemaalde swartpeper na smaak
½ bief- of groente-ekstrakblokkie, opgelos in
250 ml (1 k) kookwater
25 ml (5 t) mielieblom
30 ml (2 E) braaisous (bladsy 58)
24 gekookte klein (jong) aartappeltjies
20 ml (4 t) 'lite' margarien

VOEDINGSTOWWE PER PORSIE

Glukemiese indeks 46 ● Vet 3 g
Koolhidrate 37 g ● Vesel 10 g
Proteïen 10 g ● kJ 1052,3

EEN PORSIE is gelyk aan 2 STYSEL,
1 PROTEÏEN en 1 BEPERKTE GROENTE

1 Voorverhit die oond tot 180 °C.
2 Meng die boontjies, groente en geurmiddels en skep die mengsel in 'n oondvaste bak.
3 Meng die mielieblom met die ekstrak en giet die ekstrak en braaisous oor die groente en boontjies.
4 Sny die aartappeltjies in skywe, pak 'n laag daarvan bo-op die boontjiemengsel en stip met margarien.
5 Bedek en bak 45 minute teen 180 °C.
6 Verwyder die deksel en bak nog 15 minute sodat die aartappels kan verbruin.
7 Sit warm voor met 'n groenslaai vir 'n volledige maal.

DIEETKUNDIGE SE AANTEKENINGE:

● Ons beveel nie normaalweg aan dat souse met mielieblom verdik word nie. In hierdie resep word egter so min daarvan gebruik saam met so baie lae-GI-bestanddele dat dit weinig uitwerking het op die GI.
● Hierdie gereg is geskik vir **koolhidraatlading**. Dit bevat volop stadig vrygestelde koolhidrate en nie te veel proteïen en vet nie.
● Hierdie gereg bevat baie vesel, daarom is dit geklassifiseer as **Jack Spratt Groen Plus**.

Boontjie-en-noedelkasserol, en Aartappel-en-boontjiepastei

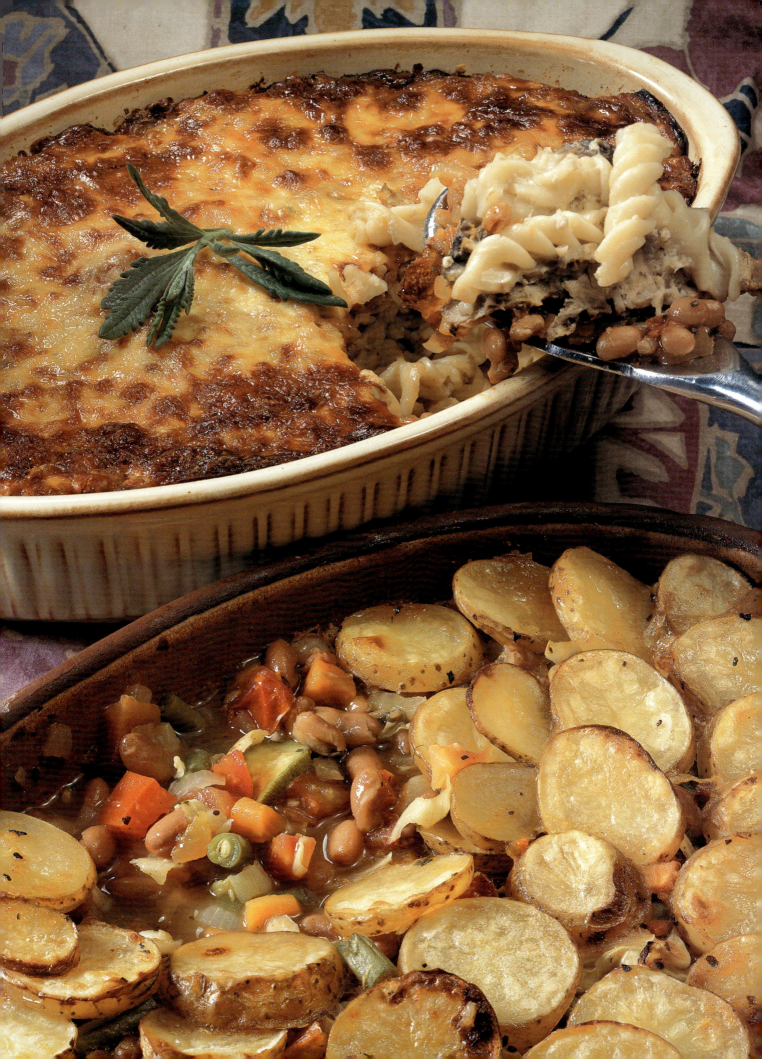

KAASSOUFLÉ
Lewer 4 porsies

1 x 410 g-blik gebakte boontjies in
    tamatiesous
100 ml (⅖ k) hawersemels
250 ml (1 k) vars broodkrummels
    (2 snye brood)
3 eiers (1 hele eier + 2 eierwitte)
100 ml (⅖ k) afgeroomde melk
2 ml gemaalde knoffel
5 ml (1 t) gedroogde gemengde kruie
sout en vars gemaalde swartpeper
    na smaak
60 g laevet-mozzarellakaas, gerasper
    (2 vuurhoutjiedosies)
30 g laevet-cheddarkaas, gerasper
    (1 vuurhoutjiedosie)
125 ml (½ k) fyn gekapte pietersielie

VOEDINGSTOWWE PER PORSIE
Glukemiese indeks 51 ● Vet 11 g
Koolhidrate 30 g ● Vesel 9 g
Proteïene 17 g ● kJ 10664

EEN PORSIE is gelyk aan 2 STYSEL en
2 PROTEÏEN

1 Voorverhit die oond tot 180 °C.
2 Druk die boontjies met 'n vurk fyn of verwerk in 'n voedsel-verwerker tot glad, maar nie langer as 1 minuut nie.
3 Klits die boontjies, hawersemels, broodkrummels, eiergeel, melk, knoffel en kruie saam tot taamlik glad. Moenie te veel meng nie.
4 Geur met sout en peper.
5 Meng die gerasperde kase en pietersielie en vou twee derdes van die kaas by die soufflémengsel in.
6 Klop die eierwitte tot stywe punte vorm en vou liggies by die boontjiemengsel in. Giet in 'n gesmeerde oondvaste soufflé-bak, 16 cm in deursnee, en bak 30 minute.
7 Strooi die orige gerasperde kaas bo-oor en bak nog 5 minute of tot die kaas gesmelt het.
8 Sit dadelik voor met 'n groot bak mengelslaai (kyk Slaaie, bladsye 46–55).

Daar is geen beter manier om gebakte boontjies te verbloem nie! As jy nie jou mond verbypraat nie, sal niemand ooit raai dat daar boontjies in die soufflé is nie. 'n Maklike soufflé wat nie platval wanneer dit uit die oond kom nie.

DIEETKUNDIGE SE AANTEKENINGE:
● Tradisionele soufflés bevat baie vet en geen vesel nie.
● Hierdie resep het 'n baie laer vetinhoud met ongelooflik baie vesel. Dit is daarom baie belangrik dat jy **net een eiergeel** en **afgeroomde melk** gebruik.

GEURIGE BOONTJIESKOTTEL
Lewer 4 porsies

5 ml (1 t) canola- of olyfolie
1 ui, gekap
2 x 410 g-blikke gebakte boontjies in
    tamatiesous
2 hardgekookte eiers, gekap
30 ml (2 E) gekapte pietersielie
2 ml (½ t) sout
vars gemaalde swartpeper
2 ml (½ t) gedroogde marjolein
3 tamaties, in skywe gesny
1 sny bruinbrood, gekrummel
90 g laevet-mozzarellakaas, gerasper
    (3 vuurhoutjiedosies)

VOEDINGSTOWWE PER PORSIE
Glukemiese indeks 45 ● Vet 10 g
Koolhidrate 46 g ● Vesel 18 g
Proteïene 19 g ● kJ 1463

EEN PORSIE is gelyk aan 2½ STYSEL en
2½ PROTEÏEN

1 Verhit die olie en soteer die ui tot gaar.
2 Voeg die boontjies, eiers, gekapte pietersielie, sout, peper en marjolein by.
3 Skep in 'n gesmeerde oondvaste bak.
4 Garneer met die tamatieskywe, gerasperde mozzarellakaas en broodkrummels, en plaas 5–10 minute onder 'n warm rooster-element tot bros en goudbruin.

Dit is 'n baie maklike en heerlike vegetariese hoofgereg. Sit voor met 'n groot bak slaai of twee soorte gaar groente.

DIEETKUNDIGE SE AANTEKENINGE:
● Vegetariese geregte bevat gewoonlik baie vet al bevat dit geen vleis, vis of hoender nie. Hierdie gereg kwalifiseer net as laevet omdat dit so min olie en kaas bevat.
● Die veselinhoud van hierdie gereg is besonder hoog, en omdat dit minder as 3 g vet per 100 g bevat, word dit geklassifiseer as **Jack Spratt Groen Plus.**

Kaassouflé, en Geurige boontjieskottel

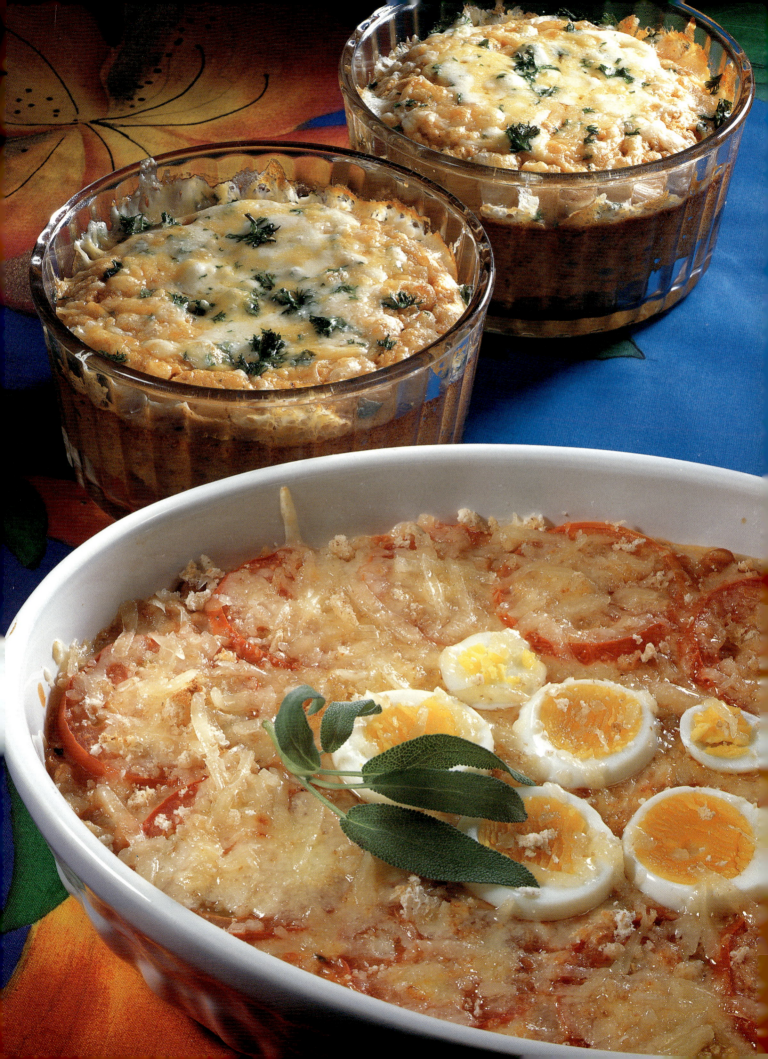

SPAGHETTI BOLOGNAISE MET BOONTJIES
Lewer 4 porsies

250 g rou durumkoring-spaghetti
5 ml (1 t) canola- of olyfolie
2 repe maer spekvleis, gekap
2 medium uie, gekap
5 ml (1 t) gemaalde knoffel of
    2 knoffelhuisies, fyngedruk
1 geelwortel, geskil en grof gerasper
1 groen soetrissie, gekap
4 tamaties, geskil en in blokkies gesny
10 ml (2 t) tiemie
10 ml (2 t) orego
10 ml (2 t) basiliekruid
2 ml (½ t) sout
vars gemaalde swartpeper na smaak
1 x 410 g-blik bruin boontjies, gedreineer
½ x 410 g-blik klein wit boontjies, gedreineer
20 ml (4 t) gerasperde parmesaankaas

1 Kook die spaghetti in lig gesoute water tot gaar.
2 Verhit die olie in 'n groot kastrol en braai die spekvleis, uie, knoffel, wortel en soetrissie liggies tot die uie deurskynend is. Indien dit vassit, voeg 15–30 ml water by en roer.
3 Voeg die tamatieblokkies by en laat 5 minute prut.
4 Voeg die kruie en boontjies by en laat nog 5 minute prut.
5 Meng die spaghetti liggies by die boontjie-en-tamatiemengsel in, indien verkies.
6 Skep in 'n dienbak en strooi parmesaankaas oor.
7 Sit dadelik voor met twee soorte gaar groente of 'n mengelslaai.

DIEETKUNDIGE SE AANTEKENINGE:

● Hierdie gereg is ideaal vir **koolhidraatlading**, want dit bevat langwerkende koolhidrate, sonder te veel vet en proteïen.
● Hierdie gereg het 'n hoë veselinhoud, en omdat dit minder as 3 g vet per 100 g bevat, word dit geklassifiseer as **Jack Spratt Groen Plus**.

VOEDINGSTOWWE PER PORSIE
Glukemiese indeks 31 ● **Vet 5 g**
Koolhidrate 72 g ● **Vesel 14 g**
Proteïen 20 g ● **kJ 1779**

Een porsie is gelyk aan 4 stysel en 2 proteïen

FETTUCCINE MET SAMPIOENE
Lewer 4 porsies

5 ml (1 t) canola- of olyfolie
12 repe maer spekvleis, sigbare vet
    verwyder, in dun repies gesny
150 g (3 k) rou fettuccine-pasta
100 g klein sampioentjies, in skyfies gesny
    of 1 x 200 g-blikkie sampioene, gedreineer
2 ml (½ t) gemaalde knoffel
5 ml (1 t) korrelrige mosterd
30 ml (2 E) rooi of wit wyn (opsioneel)
15 ml (1 E) mielieblom
25 ml (2 D) water
250 ml (1 k) laevetmelk
vars gemaalde swartpeper
30 g laevet-cheddarkaas, gerasper
    (1 vuurhoutjiedosie)
10 ml (2 t) parmesaankaas

1 Verhit olie in 'n kleefvrye kastrol en braai die spekrepies bruin.
2 Kook intussen die fettuccine in 'n groot, onbedekte kastrol kookwater met 1 ml sout tot net sag. Dreineer.
3 Voeg sampioene en knoffel by die spekvleis en braai 2 minute, of tot die sampioene gaar is.
4 Roer die mosterd en wyn in en kook nog 3 minute.
5 Meng die mielieblom en water tot 'n gladde pasta, voeg by die sous en roer oor lae hitte tot dit 'n dik pasta vorm. Verwyder van hitte en voeg melk en peper geleidelik by; roer tot goed gemeng. Plaas terug op stoof en kook tot die sous dik en romerig is.
6 Giet die sous oor die pasta, strooi gerasperde kase oor en sit dadelik voor met 'n slaai om die maaltyd mee af te rond.

Hierdie gereg is 'n laevet-variasie van die gewone pastagereg met romerige sous wat 'n mens in restaurante kry.

DIEETKUNDIGE SE AANTEKENINGE:

● Mielieblom het 'n baie hoë GI, en ons probeer gewoonlik om dit uit te skakel of met hawersemels te vervang. In hierdie gereg is daar egter so baie ander lae-GI-bestanddele, en word daar so min mielieblom gebruik, dat dit heeltemal veilig is.

Spaghetti bolognaise met boontjies, en Fettuccine met sampioene

VOEDINGSTOWWE PER PORSIE
Glukemiese indeks 35 ● **Vet 9 g**
Koolhidrate 33 g ● **Vesel 2 g**
Proteïen 16 g ● **kJ 1139**

Een porsie is gelyk aan 2 stysel en 2 proteïen

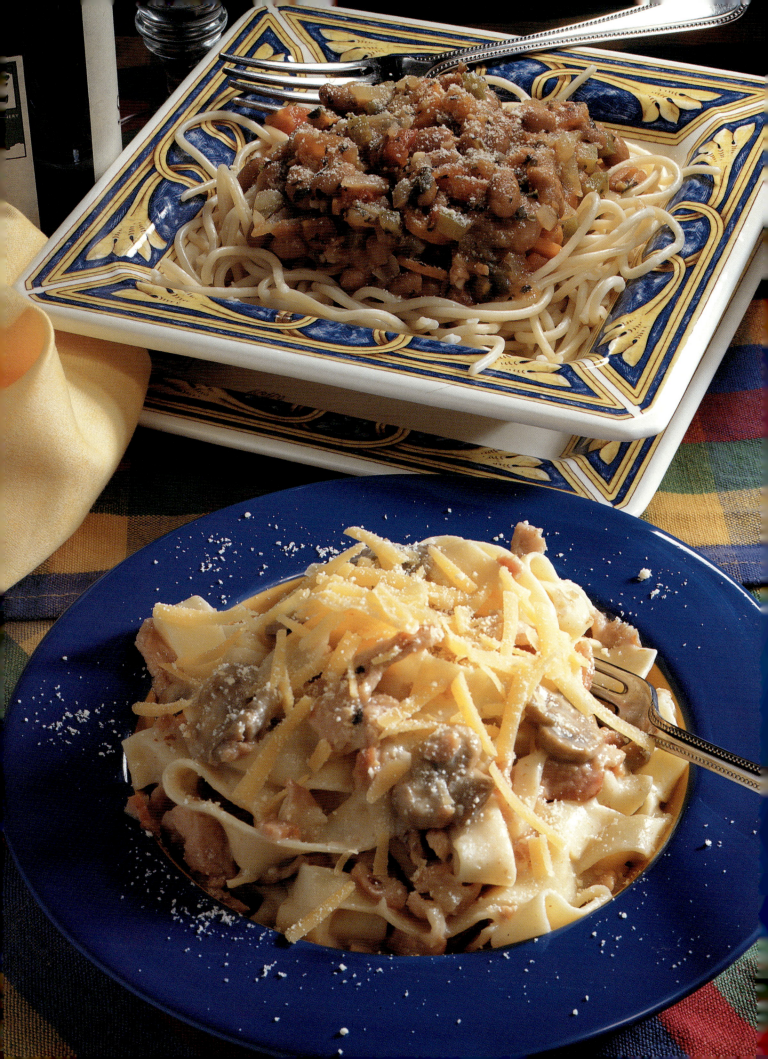

MACARONI MET SAMPIOENSOUS
Lewer 4 porsies

250 g (3 k) durumkoring-macaroni
1 ml (¼ t) sout

SOUS
5 ml (1 t) olyfolie
1 medium ui, in dun skyfies gesny
5 ml (1 t) gemaalde knoffel of
    1 knoffelhuisie, fyngedruk
500 g (2 bakkies) sampioene
5 ml (1 t) paprika
10 ml (2 t) Dijon-mosterd
30 ml (2 E) tamatiepasta
15 ml (1 E) meel
250 ml (1 k) ingedampte laevetmelk
30 g laevet-cheddarkaas, gerasper
    (1 vuurhoutjiedosie)
4 sprietuie, gekap
vars gemaalde swartpeper
30 ml (2 E) gekapte vars pietersielie
20 ml (4 t) gerasperde parmesaankaas

VOEDINGSTOWWE PER PORSIE
Glukemiese indeks 38 ● **Vet 7 g**
Koolhidrate 60 g ● **Vesel 5 g**
Proteïen 18 g ● **kJ 1548**

EEN PORSIE is gelyk aan 3 STYSEL en
2 PROTEÏEN

1 Kook die pasta in 'n groot, onbedekte kastrol kookwater met 1 ml sout tot net sag. Dreineer en hou warm.
2 Berei intussen die sous: Verhit olie in 'n kleefvrye pan, voeg die ui, knoffel en sampioene by en braai sowat 5 minute of tot sag.
3 Meng die paprika, mosterd, tamatiepasta, meel en melk in 'n klein bekertjie. Roer dit saam met die cheddarkaas by die sampioenmengsel in en kook 5 minute oor lae hitte; roer dikwels.
4 Voeg die sprietuie by, en peper na smaak.
5 Giet die sous oor die pasta en meng alles liggies.
6 Strooi pietersielie en parmesaankaas oor voor opdiening.

Hierdie gereg is vinnig en maklik om gou-gou vir aandete aanmekaar te slaan. Voeg 'n mengelslaai daarby, en jy het 'n volledige maaltyd.

DIEETKUNDIGE SE AANTEKENINGE:
● Pietersielie bevat volop antioksidant-vitamiene wat ons teen siektes beskerm; gebruik dit dus so dikwels as moontlik.
● Gebruik 375 g (4½ k) pasta met dieselfde hoeveelheid sous vir **koolhidraatlading**. Die koolhidraatinhoud sal dan 85 g per porsie wees, en die GI 40. Die energiewaarde sal opgaan na 2126 kJ per porsie.
● Gebruik altyd pasta wat van durumkoring gemaak is – pasta wat van gewone koringmeel gemaak word, het 'n baie hoër GI.

ROMERIGE VEGETARIESE PASTA
Lewer 4 porsies

250 g durumkoring-pastaskulpe
5 ml (1 t) canola- of olyfolie
½ ui, fyn gekap
2 geelwortels, in 1 cm-blokkies gesny
250 ml (1 k) sneeu-ertjies (mange tout)
500 ml (2 k) kersietamaties, gehalveer
3 ml (½ t) gedroogde tiemie
sout en vars gemaalde swartpeper
1 x 410 g-blik aspersie-slaaistukke,
    met die vloeistof
10 ml (2 t) mielieblom, aangemaak met
20 ml (4 t) water
45 ml (3 E) room met verminderde vet

VOEDINGSTOWWE PER PORSIE
Glukemiese indeks 35 ● **Vet 4 g**
Koolhidrate 53 g ● **Vesel 6 g**
Proteïen 10 g ● **kJ 1201**

EEN PORSIE is gelyk aan 3 STYSEL en
1 PROTEÏEN

1 Kook die pasta in lig gesoute water tot net sag. Dreineer goed.
2 Verhit intussen die olie in 'n groot kleefvrye pan oor matige hitte tot dit warm is, maar nie rook nie. Voeg die ui en wortels by en braai tot die wortels sag is.
3 Voeg die sneeu-ertjies by en kook 1 minuut liggies.
4 Voeg die tamaties, tiemie, sout en peper by. Verhoog die hitte en kook vinnig tot die tamaties sag is.
5 Voeg die aspersies en vloeistof by en verhit tot kookpunt. Voeg die mielieblom by en kook; roer tot die sous verdik.
6 Roer die room in en meng goed.
7 Meng die sous met die warm pasta, skep in vier bakkies en sit voor.

'n Heerlike ligte roomsous wat nie die groente se smaak oorheers nie.

DIEETKUNDIGE SE AANTEKENINGE:
● Mense met jig moenie aspersies eet nie.
● Dit is belangrik om room met verminderde vet te gebruik om die vetinhoud laag te hou. Dié room is by Woolworths te kry.
● Hierdie gereg is geskik vir *koolhidraatlading* net soos dit is. Dit bevat baie langwerkende koolhidrate en baie min vet en proteïen.

Romerige vegetariese pasta, en Macaroni met sampioensous

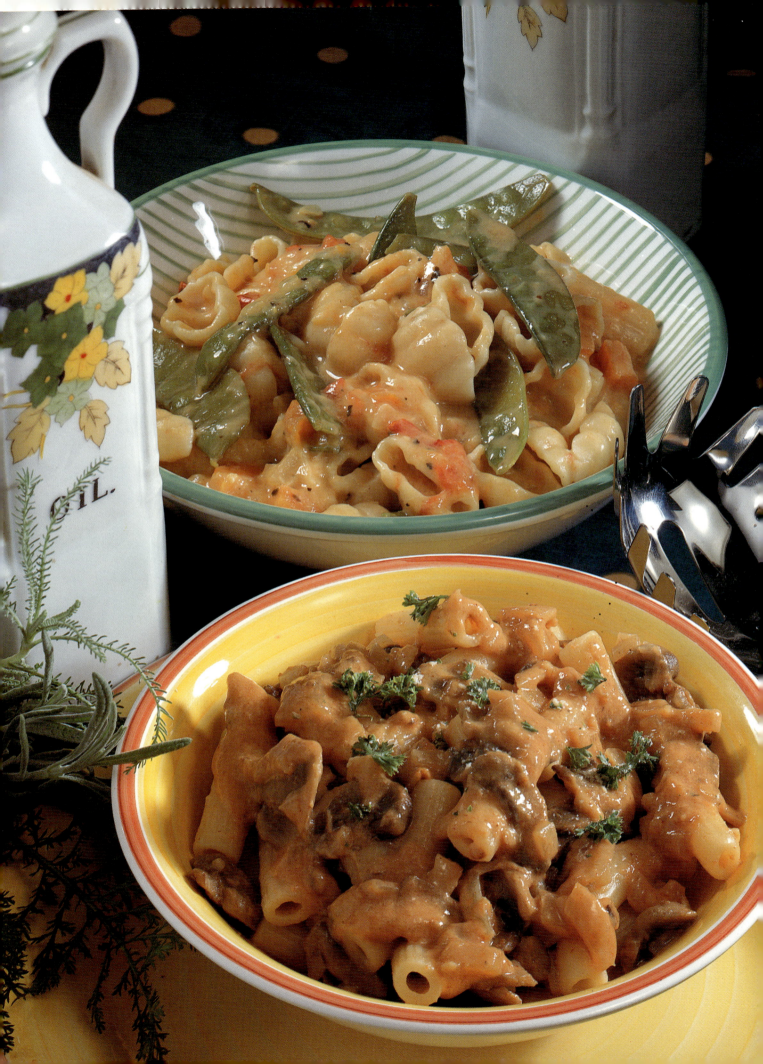

BOBOTIE
Lewer 6 porsies

5 ml (1 t) olie
2 uie, in skywe gesny
2 knoffelhuisies, fyngedruk, of 5 ml (1 t)
    gemaalde knoffel of knoffelvlokkies
500 g binneboud-maalvleis
25 ml (2 D) kerriepoeier – dit lyk dalk baie,
    maar die lensies absorbeer al die geur
2 ml (½ t) sout
30 ml (2 E) 'lite' of gewone blatjang
15 ml (1 E) fyn appelkooskonfyt
15 ml (1 E) worcestersous
5 ml (1 t) borrie
30 ml (2 E) bruin asyn
25 g (4 E) hawersemels
1 x 410 g-blik bruin lensies
100 ml (⅖ k) sultanas
250 ml (1 k) laevetmelk
2 eiers, apart geklits
knippie elk sout en borrie
lourierblare of vars sitrusblare

VOEDINGSTOWWE PER PORSIE
Glukemiese indeks 27 ● Vet 10 g
Koolhidrate 17 g ● Vesel 4 g
Proteïen 26 g ● kJ 1170

EEN PORSIE is gelyk aan 3 PROTEÏEN en
1 VRUG/BEPERKTE GROENTE

1 Voorverhit die oond tot 180 °C.
2 Verhit die olie in 'n kastrol en braai die uie en knoffel tot sag. Voeg die vleis by en braai bruin.
3 Voeg die kerriepoeier, sout, blatjang, appelkooskonfyt, worcestersous, borrie en asyn by die vleis-en-uiemengsel. Meng goed.
4 Voeg die hawersemels, lensies en sultanas by die vleis en laat 'n paar minute prut. Haal van die stoof af.
5 Voeg 1 geklitste eier by, meng goed en skep in 'n gesmeerde oondvaste bak. Maak gelyk.
6 Meng die ander geklitste eier met die melk, sout en borrie.
7 Giet die eier-en-melkmengsel oor die vleis, plaas lourierblare bo-op en bak 1 uur in die voorverhitte oond.
8 Sit voor met basmati-rys en 'n groot bak slaai.

DIEETKUNDIGE SE AANTEKENINGE:
● Sodra rooivleis gebruik word, styg die vetinhoud. Dié variasie van hierdie tradisionele Suid-Afrikaanse gereg bevat egter baie vesel en minder vet en is só heerlik, dat ons dit baie graag wou insluit.
● Die lensies is baie goed verbloem in hierdie gereg; dit is dus die ideale manier om teensinnige lensie-eters aan dié voedsame peulgewas bekend te stel.
● Appelkooskonfyt het 'n lae GI, want appelkose se GI is baie laag en suiker het 'n intermediêre GI. Dus, **diabete**, voeg die konfyt by vir ekstra geur en verseker goeie bloedglukosebeheer.

GEURIGE VARKKASSEROL
Lewer 10 porsies

6 repe maer spekvleis met verminderde
    sout, alle sigbare vet verwyder,
    in repies gesny
2 uie, in skywe gesny
1 pakkie sampioensoppoeier
3 ml (½ t) witpeper
800 g varkfilet, in blokkies gesny
1 x 410 g-blik klein wit boontjies, gedreineer
250 ml (1 k) wit wyn
250 ml (1 k) water
250 g sampioene, in skyfies gesny
    (opsioneel)

VOEDINGSTOWWE PER PORSIE
Glukemiese indeks 42 ● Vet 9 g ●
Koolhidrate 9 g ● Vesel 2 g ●
Proteïen 22 g ● kJ 962

EEN PORSIE is gelyk aan 3 PROTEÏEN

1 'Braai' die spekvleis en uie in 'n bietjie water tot die uie deurskynend en die spekvleis bros is.
2 Meng ⅓ van die soppoeier en die peper en rol die varkblokkies in die mengsel. Voeg die varkblokkies en boontjies by die uie en spekvleis. Verhit en meng goed.
3 Meng die orige sampioensoppoeier met die wit wyn en water en giet dit oor die boontjies en varkvleis. Voeg die sampioene by. Verlaag die hitte en prut 40 minute tot die vleis gaar is.
4 Sit voor op pasta of basmati-rys met warm groente.

DIEETKUNDIGE SE AANTEKENINGE:
● Dit is 'n smaaklike manier om die gesin aan peulgewasse in die vorm van boontjies bekend te stel. Omdat hulle in die sampioensous gaargemaak word, ontwikkel hulle 'n heerlike geur en maak hulle die sous baie voedsaam.
● Die soppoeier is sout genoeg, dus is geen sout nodig nie.
● Al rede waarom die hoë-GI-soppoeier gebruik kan word, is omdat die boontjies in die gereg help om die GI laag te hou.
● Mense met jig moenie sampioene eet nie.

Bobotie, en Geurige varkkasserol

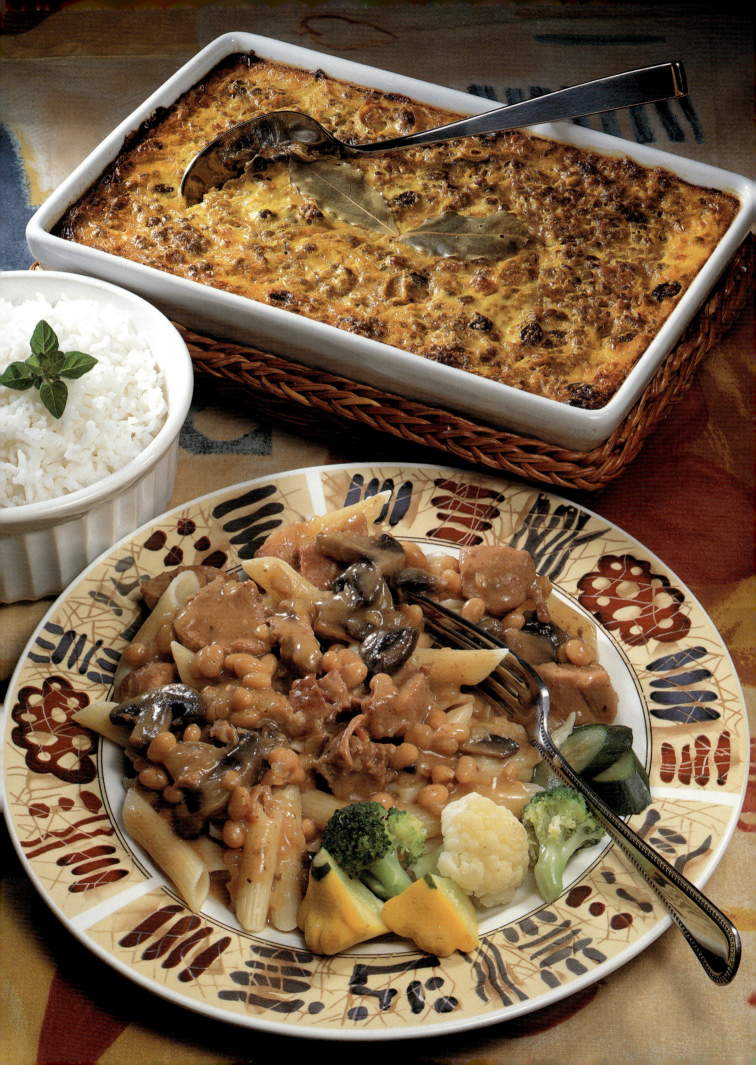

OONDGEBRAAIDE LAMSVLEIS EN BOONTJIES

Lewer 8 porsies. Hierdie gereg is baie maklik om te maak, want jy los dit net om self gaar te word. Al die groente word saam met die vleis gerooster en net die sous moet verdik word voor opdiening.

1 x 410 g-blik wit boontjies, gedreineer
1 lamsboud, ontbeen (± 1 kg)
10 ml (2 t) fyn komyn
4 knoffelhuisies, in splinters gekerf, of
     10 ml (2 t) gemaalde knoffel of
     10 ml (2 t) knoffelvlokkies
500 ml (2 k) perskesap
1 ml (¼ t) sout
vars gemaalde swartpeper na smaak
3 klein patats
3 geelwortels, in skyfies gesny
6 jong murgpampoentjies, in skyfies gesny
4 uie, in kwarte gesny
60 ml (4 E) ongegeurde laevet-jogurt
15 ml (1 E) souspoeier of mielieblom
pietersielie vir garnering

VOEDINGSTOWWE PER PORSIE

Glukemiese indeks 43 ● **Vet** 8 g
Koolhidrate 34 g ● **Vesel** 6 g
Proteïen 32 g ● **kJ** 1506

EEN PORSIE is gelyk aan 3 PROTEÏENS,
1½ STYSEL, 1 BEPERKTE GROENTE/VRUG
MAAR onthou, dit is 'n VOLLEDIGE MAALTYD.

1 Voorverhit die oond tot 160 °C.

2 Sny soveel van die buitenste laag vet van die vleis af as moontlik. Vryf die komyn in die vleis in.

3 Sny klein kepies in die oppervlak van die vleis en druk die knoffelsplinters daarin.

4 Plaas die vleis in 'n groot oondbraaipan met 'n deksel of bedek met aluminiumfoelie.

5 Voeg die perskesap by die vleis en geur liggies met sout en peper. Bedek en rooster 1 uur; bedruip gereeld.

6 Voeg patats, wortels, murgpampoentjies en uie by en rooster nog 30 minute met die deksel op; bedruip nou en dan.

7 Voeg die boontjies by die groente in die oondbraaipan. Bedek en rooster 30–40 minute.

8 Om voor te sit, skep die boontjies uit die oondbraaipan en skep dit in 'n dik laag op 'n groot dienbord. Rangskik die groente bo-op die boontjies.

9 Plaas die vleis sowat 5 minute onder die roosterelement om te verbruin, indien nodig. Sny in skywe en pak lae vleisskywe bo-op die groente.

10 Verhit die pansappe van die vleis in 'n kastrol. Meng die jogurt met die souspoeier en voeg by die sous. Geur na smaak. Roer en kook tot die sous verdik.

11 Giet van die sous oor die vleis, boontjies en groente. Garneer met baie pietersielie.

12 Sit voor met 'n mengelslaai om die maal af te rond.

'n Ongewone en heerlike Sondagbraaistuk.
Die boontjies kry 'n heerlike ryk geur wanneer hulle in die vleissous gerooster word.
Selfs die vurigste boontjiehater sal moet toegee dat boontjies op dié manier gaargemaak nogal smaaklik is.

DIEETKUNDIGE SE AANTEKENINGE:

● Sodra rooivleis gebruik word, styg die vetinhoud altyd. Om hierdie rede word die vleisporsie baie beperk. Hierdie resep, met slegs 8 g vet per persoon, is 'n ware bonus.

● Geelwortels maak slegs 'n klein deeltjie van hierdie gereg uit en kan dus met 'n geruste hart gebruik word. Die boontjies en al die ander groente vergoed vir die hoë GI daarvan.

● Lamsboud het die laagste vetinhoud van alle lamsnitte.

● Normaalweg beveel ons nie aan dat souspoeier of mielieblom gebruik word om souse te verdik nie. In dié geval vergoed die lae-GI-boontjies egter vir die hoë-GI-mielieblom of -souspoeier.

● Hierdie gereg bevat buitengewoon baie vesel.

Oondgebraaide lamsvleis en boontjies

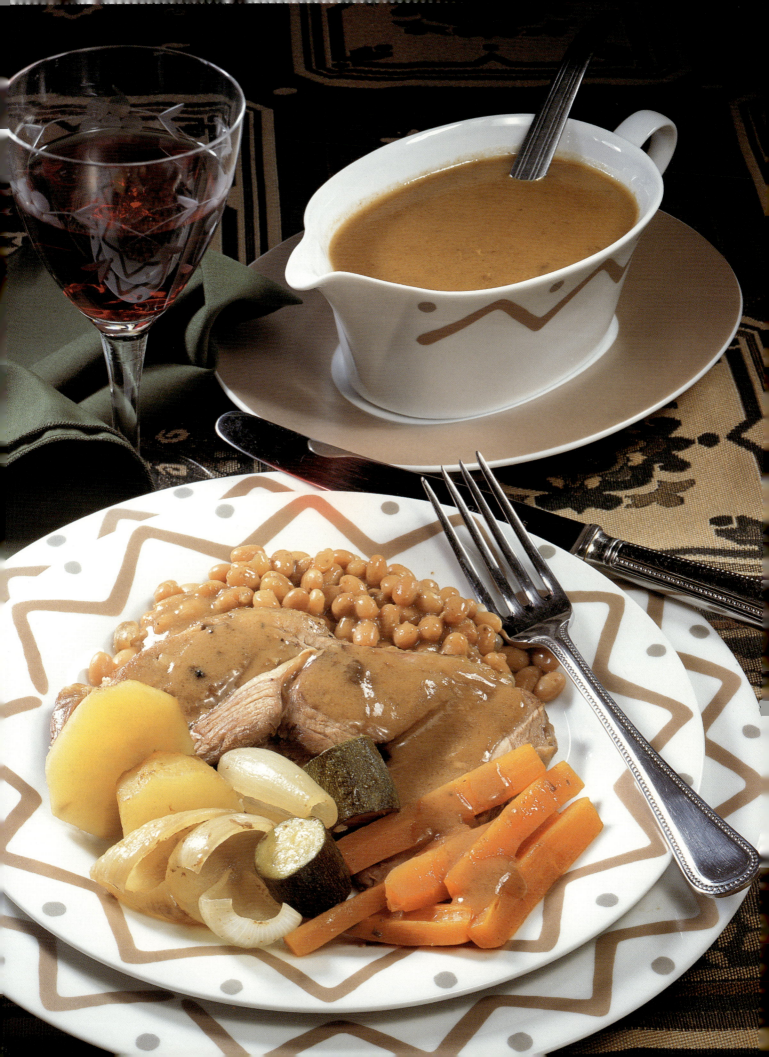

VLEISGEREGTE

MACARONI-EN-MAALVLEISGEREG
Lewer 4 porsies

250 g (3 k) durumkoring-macaroni
5 ml (1 t) canola- of olyfolie
1 ui, gekap
1 knoffelhuisie, fyngedruk
1 x 65 g-blik tamatiepasta
200 g binneboud-beesmaalvleis
3 ml (½ t) gemengde gedroogde kruie
30 ml (2 E) gekapte pietersielie
50 g (4 opgehoopte E) splitlensies
200 ml (⅘ k) aftreksel, of
    ½ ekstrakblokkie en 200 ml water
15 ml (1 E) worcestersous
sout en swartpeper
5 ml (1 t) 'lite' margarien
25 ml (2 D) meel
2 ml (½ t) mosterd
2 ml (½ t) neutmuskaat
100 ml (⅖ k) afgeroomde melk

VOEDINGSTOWWE PER PORSIE
Glukemiese indeks 30 ● **Vet** 10 g
Koolhidrate 60 g ● **Vesel** 6 g
Proteïen 28 g ● **kJ** 1866

EEN PORSIE is gelyk aan 3 STYSEL en
3 PROTEÏEN

100 ml (⅖ k) water waarin die groente gekook is
ekstra tamatieskywe vir garnering
60 g laevet-cheddarkaas (2 vuurhoutjiedosies)

1 Kook die macaroni in genoeg soutwater. Hou eenkant.
2 Verhit die olie en braai die ui 1–2 minute. Voeg die knoffel by, en dan die tamatiepasta en vleis. Roer goed en voeg die kruie, gekapte pietersielie en splitlensies by.
3 Klam die mengsel aan met 200 ml ekstrak. Voeg worcestersous by en geur na smaak. Laat 30 minute prut.
4 Maak die witsous: Smelt die margarien. Klop die meel, mosterd, ekstrak en melk in; klop aanhoudend. Verhit tot kookpunt en laat prut; hou aan roer tot die mengsel verdik.
5 Verwyder van die hitte en meng met die macaroni.
6 Skep die helfte van die macaroni-mengsel in 'n oondvaste bak. Skep die vleis oor. Skep die orige macaroni bo-oor en rangskik die tamatieskywe bo-op. Strooi die gerasperde kaas oor.
7 Bak 30 minute in 'n voorverhitte oond teen 180 °C.

DIEETKUNDIGE SE AANTEKENINGE:
● Al bevat dié resep so min maalvleis, val dit net binne die perk van 10 g vet per porsie waarna ons mik. Enige rooivleis laat onmiddellik die vetinhoud aanmerklik styg.
● Gebruik slegs MAER binneboud-maalvleis, afgeroomde melk en laevet-kaas.

VLEISPASTEI
Lewer 6 porsies. Baie voedsaam, en maklik!

5 ml (1 t) canola- of olyfolie
1 medium ui, gekap
400 g binneboud-maalvleis
1 x 410 g-blik gebakte boontjies in tamatiesous
4 tamaties, geskil en gekap
5–25 ml (1–5 t) rissiepoeier
1 ml (¼ t) sout
vars gemaalde swartpeper na smaak

PASTEIBOLAAG:
1 x 410 g-blik klein wit boontjies, gedreineer
100 ml (⅖ k) laevetmelk
1 eier

VOEDINGSTOWWE PER PORSIE
Glukemiese indeks 48 ● **Vet** 9 g
Koolhidrate 40 g ● **Vesel** 11 g
Proteïen 25 g ● **kJ** 1495

EEN PORSIE is gelyk aan
2 STYSEL en 3 PROTEÏEN of
3 STYSEL en 2 PROTEÏEN
(kyk DIEETKUNDIGE SE AANTEKENINGE)

60 ml (4 E) water
250 ml (1 k) koekmeel, gesif
    voordat dit afgemeet is
10 ml (2 t) bakpoeier
knippie sout

1 Verhit die olie en braai die ui tot sag. Voeg die vleis by en braai bruin. Voeg die boontjies, tamaties en rissiepoeier by. Geur.
2 Laat 10–15 minute prut. Voeg water by indien nodig.
3 Vir die bolaag: Druk die boontjies fyn saam met die melk, water en eier, of maak fyn in 'n voedselverwerker of versapper.
4 Sif die meel, bakpoeier en sout oor die boontjies. Meng goed. Skep die mengsel in 'n oondvaste bak en smeer die bolaag oor die vleis.
5 Bak 20–25 minute in 'n voorverhitte oond teen 220 °C.
6 Sit warm voor met gaar groente of 'n groot bak slaai.

DIEETKUNDIGE SE AANTEKENINGE:
● 'n Besonderse gereg met 'n lae vet- en baie hoë veselinhoud.
● Boontjies is 'n peulgewas en bevat stysel sowel as proteïen. Dit kan dus beskou word as óf stysel óf proteïen, óf helfte stysel en helfte proteïen.

Macaroni-en-maalvleisgereg, en Vleispastei

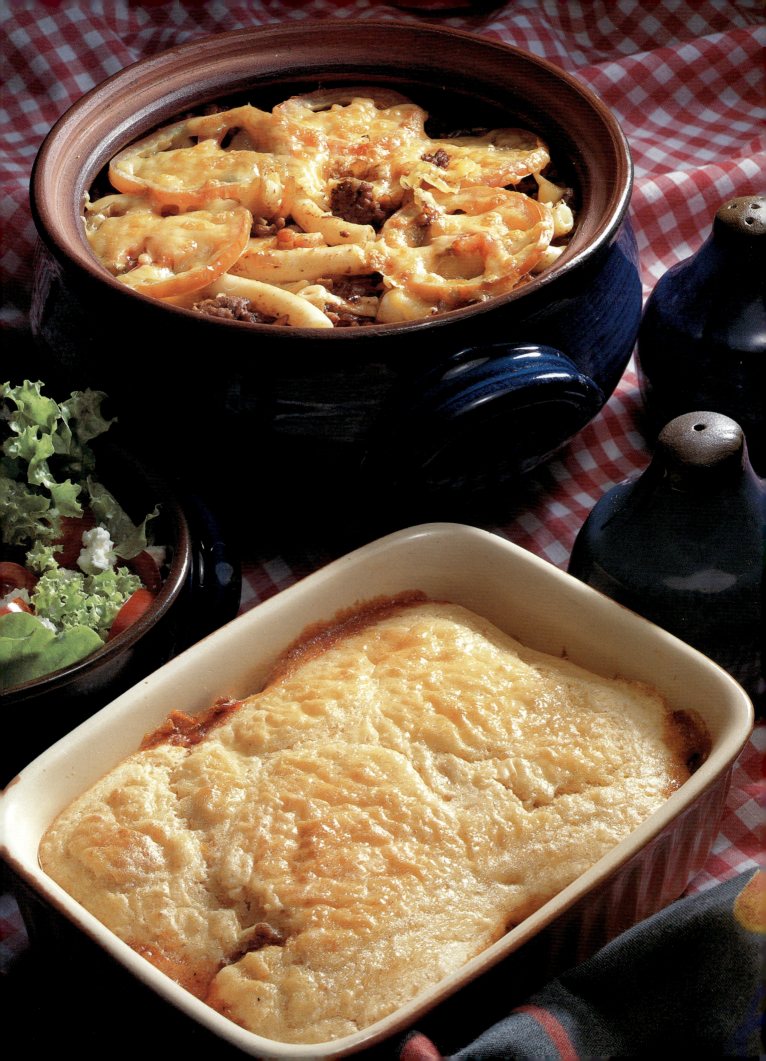

MOUSSAKA MET SOUFFLÉ-BOLAAG

Lewer 6 porsies

2 groot of 3 medium eiervrugte,
    in skywe gesny
5 ml (1 t) canola- of olyfolie
1 groot ui, gekap
5 ml (1 t) gemaalde knoffel
½ groen soetrissie, gekap
250 g binneboud-maalvleis
250 g (1 bakkie) bruin sampioene,
    in skyfies gesny
3 groot tamaties, geskil en in blokkies gesny
10 ml (2 t) bruinsuiker
2 ml (½ t) kaneel
2 ml (½ t) sout
100 ml (⅖ k) gekapte vars pietersielie
1 x 410 g-blik gemengde boontjies

BOLAAG
5 ml (1 t) 'lite' margarien
45 ml (3 E) meel
125 ml (½ k) laevetmelk
250 ml (1 k) water waarin die groente
    gekook is
2 eierwitte
sout en vars gemaalde swartpeper na smaak
2 ml (½ t) neutmuskaat
180 ml (⅔ k) gerasperde laevet-mozzarella
    (3 vuurhoutjiedosies)

VOEDINGSTOWWE PER PORSIE

Glukemiese indeks 30 ● Vet 10 g
Koolhidrate 25 g ● Vesel 10 g
Proteïen 21 g ● kJ 1250

EEN PORSIE is gelyk aan 1 STYSEL en
3 PROTEÏENE

1 Plaas 30 ml water op 'n slag in 'n groot pan en stoom die eiervrugskywe tot gaar, maar nie te sag nie. Haal die eiervrugskywe uit en hou eenkant.

2 Gooi die olie in die pan en soteer die ui, knoffel en soetrissie liggies tot die ui deurskynend is.

3 Voeg die maalvleis by en braai bruin.

4 Voeg die sampioene by en soteer tot sag. Voeg die tamaties, suiker, kaneel, sout, pietersielie en boontjies by. Bedek en laat sowat 20 minute prut.

5 Vir die bolaag: Smelt die margarien en roer die meel, melk en die helfte van die groente-aftreksel met 'n draadklopper in. Kook en roer aanhoudend tot dik en glad. Voeg nog groente-aftreksel by indien te dik.

6 Klits die eierwitte styf en vou dit saam met die geurmiddels by die witsous in.

7 Wissel lae eiervrugskywe en boontjie-maalvleismengsel af in 'n oondvaste bak; begin en eindig met 'n laag eiervrug.

8 Giet die bolaag oor en strooi gerasperde kaas oor.

9 Bak 30 minute teen 180 °C. Skakel die oond af en laat 15 minute in die oond staan voor opdiening.

Sit voor met basmati-rys of durumkoring-pasta en 'n groot bak slaai.

DIEETKUNDIGE SE AANTEKENINGE:

● Vir 'n vegetariese variasie kan die maalvleis heeltemal weggelaat word en nog 'n blik boontjies bygevoeg word.

● Hierdie moussaka is 'n baie maklike en smaaklike manier om peulgewasse in die dieet in te voer. Die boontjies vorm deel van die maalvleissous en is dus goed verbloem. Vir iemand wat nie gewoond is daaraan nie, moet peulgewasse DEEL uitmaak van die maal en nie die HELE maal beslaan nie.

● Gebruik altyd durumkoring-pasta, want dit het 'n laer GI as tuisgemaakte pasta wat van gewone meel gemaak is.

Moussaka met soufflé-bolaag

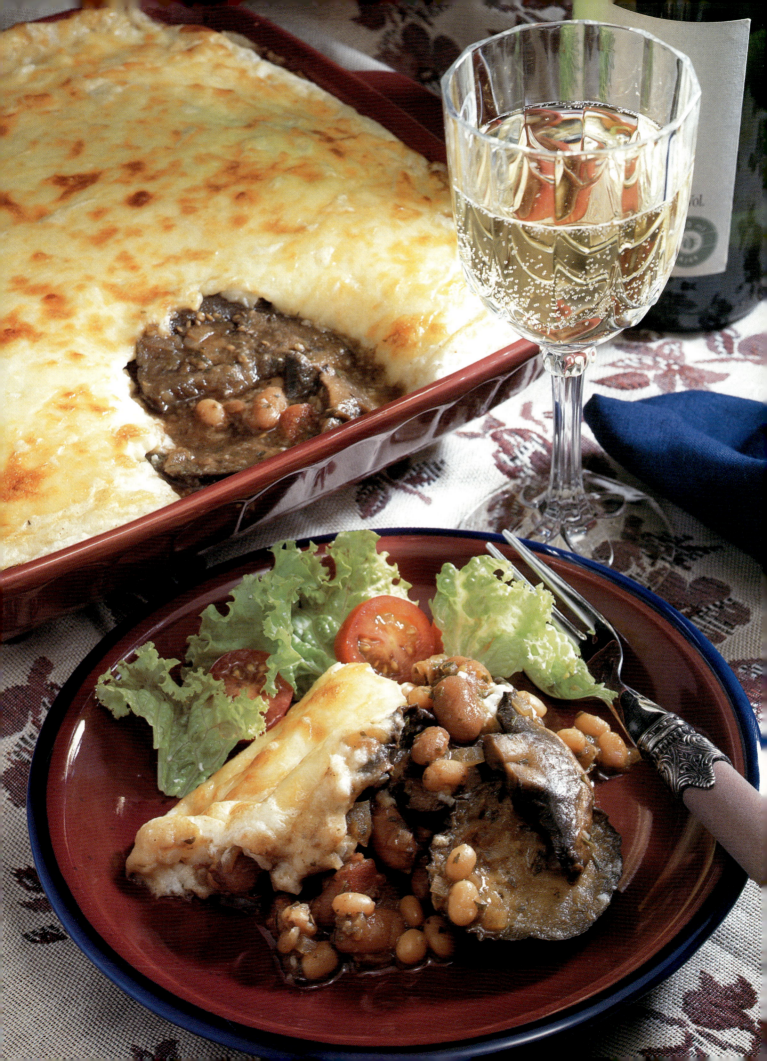

LIESBET SE KERRIEMAALVLEIS
Lewer 6 porsies. Vinnig en maklik vir wanneer jy haastig is!

5 ml (1 t) canola- of olyfolie
1 ui, gekap
½ groen soetrissie, gekap
500 g binneboud-maalvleis
1 groot eiervrug, in blokkies gesny
2 ml (½ t) gemaalde knoffel
5 ml (1 t) gedroogde gemengde kruie
2 ml (½ t) paprika
15 ml (1 E) asyn
30 ml (2 E) rooi wyn (opsioneel)
15 ml (1 E) worcestersous
30 ml (2 E) tamatiesous of 'lite' tamatiesous
30 ml (2 E) braaisous
5 ml (1 t) ekstrakpoeier (¼ blokkie)
5 ml (1 t) kerriepoeier
5 ml (1 t) borrie

5 ml (1 t) masala
250 ml (1 k) rou basmati-rys of
    500 ml (2 k) durumkoring-pasta of
    250 ml (1 k) pêrelgort

1 Verhit die olie, voeg die ui en soetrissie by en soteer liggies tot die ui deurskynend is. Voeg die vleis by en braai liggies; maak dit los terwyl jy roer. Voeg die eiervrug by en braai liggies.
2 Voeg orige bestanddele, behalwe die rys, by en meng goed. Prut oor lae hitte tot die vleis gaar is. Voeg water by indien nodig.
3 Kook intussen die rys, pasta of pêrelgort in lig gesoute water.
4 Sit die kerriemaalvleis voor op die pasta, pêrelgort of basmati-rys, saam met 'n groot bak mengelslaai, of twee soorte gaar groente, of sambals soos gekapte uie en tamatie, komkommer in ongegeurde laevet-jogurt, en groen piesang.

Hierdie matige kerriegereg is veral geskik vir kinders.
Gebruik 10 ml elk van die kerriepoeier en masala vir 'n sterker kerrie.

VOEDINGSTOWWE PER PORSIE
Glukemiese indeks 48 ● Vet 8 g
Koolhidrate 22 g ● Vesel 2 g
Proteïen 20 g ● kJ 1071

EEN PORSIE met STYSEL is gelyk aan
1 STYSEL, 2 PROTEÏENE en
1 BEPERKTE GROENTE

DIEETKUNDIGE SE AANTEKENINGE:
● Die ontleding langsaan is vir die kerriemaalvleis saam met basmati-rys.
● Met pasta verlaag die GI tot 40, en met die pêrelgort tot 18!
● Gort is ryk aan oplosbare vesel wat cholesterol daadwerklik verminder en ook help om bloedglukose te beheer.

MINI-FRIKKADELLETJIES
Lewer 24 klein frikkadelletjies of 6 hamburgerkoekies

100 g (½ k) rooi splitlensies
400 g binneboud-maalvleis
1 medium ui, fyn gekap
½ klein groen soetrissie, fyn gekap
5 ml (1 t) gemaalde knoffel
10 ml (2 t) gedroogde gemengde kruie
50 ml (4 D) tamatiesous of
    'lite' tamatiesous
1 eier, effens geklits
2 ml (½ t) sout
vars gemaalde swartpeper
70 g (¾ k) hawersemels of hawermout

1 Kook lensies 20 minute in kookwater, of tot sag. Dreineer goed.
2 Voorverhit die oond tot 200 °C.
3 Meng die lensies, maalvleis, ui, soetrissie, knoffel, kruie, tamatiesous, eier, sout en peper goed saam in 'n bak. Voeg genoeg hawersemels by om koekies te kan vorm. Maak 24 klein frikkadelletjies en plaas op 'n lig gesmeerde bakplaat.
4 Bak sowat 40 minute, of tot gaar; draai die frikkadelletjies halfpad deur die baktyd om.
5 Sit warm voor met twee of drie soorte gaar groente en 'n groot bak slaai, en mosterd of blatjang indien verkies.

Hierdie frikkadelletjies is ideaal vir 'n piekniek. Eet dit koud, gedoop in 'n sous gemaak van blatjang en laevet-maaskaas, of 'n doopsous gemaak van gelyke hoeveelhede 'lite' mayonnaise en blatjang (onthou om 1 VET te tel).

VOEDINGSTOWWE PER PORSIE
Glukemiese indeks 33 ● Vet 2 g
Koolhidrate 4 g ● Vesel 1 g
Proteïen 5 g ● kJ 251

EEN MINI-FRIKKADELLETJIE is gelyk aan net
MINDER AS 1 PROTEÏEN
VIER MINI-FRIKKADELLETJIES = 3 PROTEÏENE
EEN HAMBURGERKOEKIE = 3 PROTEÏENE
EEN HAMBURGER is gelyk aan 2 STYSEL
en 3 PROTEÏENE

DIEETKUNDIGE SE AANTEKENINGE:
● 'n Porsie van vier mini-frikkadelletjies sal 8 g vet, 15 g proteïen en 1005 kJ bevat.
● Omdat die GI van hierdie resep so laag is, kan jy dit saam met gewone broodrolletjies gebruik om **hamburgers** te maak. Die rolletjie en vleiskoekie saam sal dan 'n **GI van 57** hê.

Liesbet se kerriemaalvleis, en Mini-frikkadelletjies

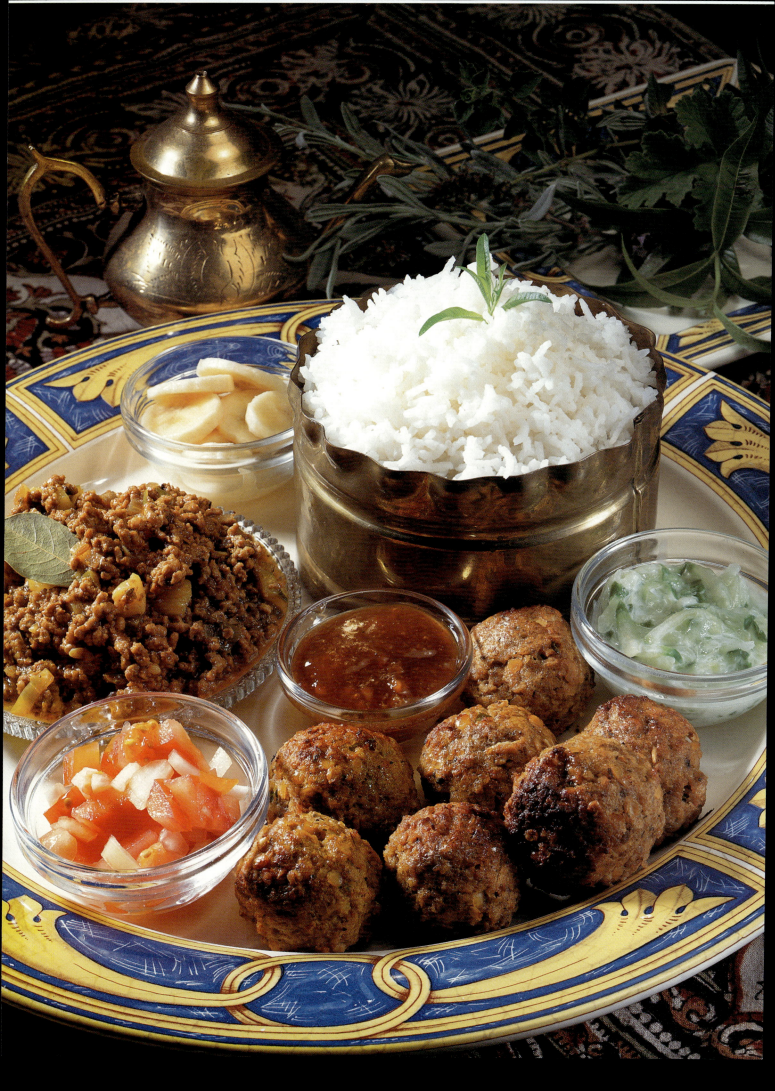

GEKRUIDE LAMSVLEIS EN PASTA

Lewer 4 porsies

250 g durumkoring-buispasta,
  bv. penne of ziti
5 ml (1 t) canola- of olyfolie
250 g ontbeende lamsvleis (enige snit),
  alle sigbare vet verwyder,
  in 1 cm-blokkies gesny
1 ui, gekap
1 selderystingel, gekap
10 ml (2 t) gemaalde knoffel
5 ml (1 t) gedroogde dragon
5 ml (1 t) gedroogde roosmaryn,
  gefrummel
½ hoenderekstrakblokkie, opgelos in
250 ml (1 k) kookwater
1 x 410 g-blik gebakte boontjies in
  tamatiesous
60 ml (4 E) gekapte pietersielie

VOEDINGSTOWWE PER PORSIE

Glukemiese indeks 37 ● Vet 7 g
Koolhidrate 66 g ● Vesel 11 g
Proteïen 27 g ● kJ 1800

EEN PORSIE is gelyk aan 3 STYSEL en
3 PROTEÏEN

---

1 Kook die pasta in 'n groot kastrol lig gesoute kookwater tot net sag. Dreineer goed.

2 Verhit intussen die olie in 'n groot kleefvrye pan oor matige hitte tot dit warm is, maar nie rook nie. Voeg die lamsvleis by en braai 3 minute tot dit nie meer pienk is nie; roer gereeld.

3 Voeg die ui, seldery, knoffel, dragon en roosmaryn by en braai nog 3 minute; roer liggies.

4 Voeg die ekstrak en boontjies by en verhit tot kookpunt. Laat sowat 5 minute prut; roer gereeld en druk van die boontjies teen die kant van die kastrol fyn tot die sous effens verdik.

5 Voeg die pietersielie by, meng met die warm pasta en sit voor met 'n groot bak slaai.

Die fyngedrukte boontjies in hierdie sous is baie voedsaam en verdik die sous. Die pietersielie sorg vir 'n tikkie heldergroen.

DIEETKUNDIGE SE AANTEKENINGE:

● Skaap- en lamsvleis is die vetste van alle soorte rooivleis. Om hierdie rede word baie min daarvan in hierdie resep gebruik; die boontjies help om die vetinhoud van die gereg te verlaag.

● Hierdie gereg is geskik vir **koolhidraatlading**, aangesien dit ryk is aan stadig vrygestelde koolhidrate en min genoeg vet en proteïen bevat.

● Pasta wat van durumkoring (semolina) gemaak is, het 'n lae GI. Tuisgemaakte pasta wat van gewone meel gemaak is en gekoopte pasta wat van sagte koring gemaak is, het 'n hoë GI.

Gekruide lamsvleis en pasta

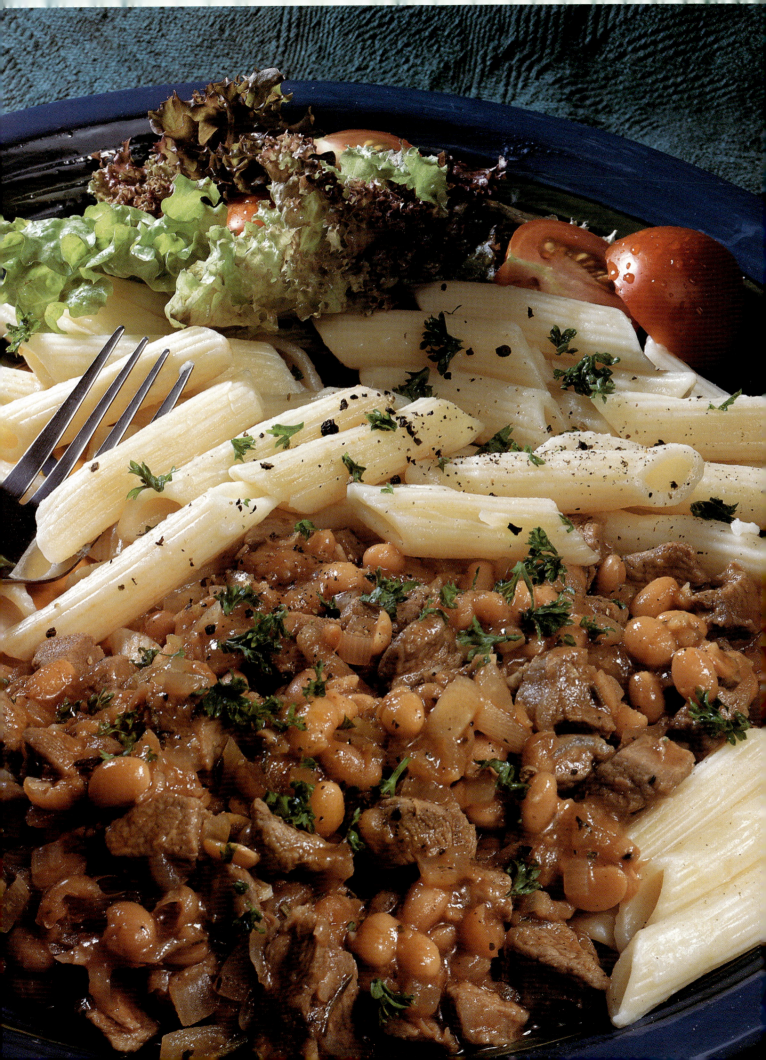

PASTA ALFREDO
Lewer 4 porsies

250 g plat groen lintnoedels
5 ml (1 t) canola- of olyfolie
100 g gerookte ham, fyn gekerf
½ hoenderekstrakblokkie, opgelos in
180 ml (¾ k) kookwater
750 ml (3 k) broccoli, gekap
60 ml (4 E) gekapte vars basiliekruidblare
vars gemaalde swartpeper
250 g (1 bakkie) vetvrye maaskaas
60 ml (¼ k) room met verminderde vet
15 ml (1 E) meel
250 ml (1 k) kersietamaties, in kwarte gesny

VOEDINGSTOWWE PER PORSIE

Glukemiese indeks 33 ● Vet 7 g
Koolhidrate 51 g ● Vesel 5 g
Proteïene 22 g ● kJ 1489

EEN PORSIE is gelyk aan 3 STYSEL en
2 PROTEÏEN/SUIWEL

1 Kook die pasta in lig gesoute water tot net sag. Dreineer goed.
2 Verhit die olie in 'n groot kleefvrye pan oor matige hitte tot dit warm is, maar nie rook nie. Voeg die ham by en braai sowat 2 minute tot effens bros; roer af en toe.
3 Voeg die ekstrak, broccoli, basiliekruid en peper by en verhit tot kookpunt. Verlaag die hitte en laat prut tot die broccoli gaar is.
4 Verwerk die maaskaas, room en meel slegs 1 minuut saam in 'n voedselverwerker tot 'n gladde puree. Voeg die kaasmengsel by die bestanddele in die pan en roer tot goed gemeng.
5 Voeg die tamaties by en kook tot die sous verdik en die tamaties deurwarm is.
6 Meng die sous met die warm pasta, skep op vier borde en sit voor met 'n slaai.

Swartwoudham is gepekel en gerook en het 'n sterk geur en tekstuur; dit gee die beste geur. Dit is by die meeste deli-toonbanke te koop.

DIEETKUNDIGE SE AANTEKENINGE:
● Dit is belangrik om vetvrye maaskaas en room met verminderde vet te gebruik om die vetinhoud laag te hou.
● Room met verminderde vet is verkrygbaar by Woolworths.
● Hierdie gereg is geskik vir **koolhidraatlading**, veral as dubbel of 1½ keer soveel pasta gebruik word. Die totale hoeveelheid koolhidrate per porsie met 1½ keer soveel pasta sal dan 73 g wees.

PASTA MET GROENTE-RAGOUT
Lewer 4 porsies

250 g (3 k) durumkoring-skulpnoedels
5 ml (1 t) canola- of olyfolie
250 g maer spekvleis, alle sigbare vet verwyder, in blokkies gesny
2 selderystingels, in dun skyfies gesny
2 geelwortels, in dun skyfies gesny
10 ml (2 t) gemaalde knoffel
500 ml (2 k) kool, in 1 cm-stukkies gesny
½ bossie spinasie, fyn gekap
5 ml (1 t) gedroogde orego en marjolein
1 x 410 g-blik tamaties, met die sap, gekap
60 g mozzarella-kaas, gerasper
(2 vuurhoutjiedosies)

VOEDINGSTOWWE PER PORSIE

Glukemiese indeks 33 ● Vet 10 g
Koolhidrate 56 g ● Vesel 8 g
Proteïene 21 g ● kJ 1667

EEN PORSIE is gelyk aan 3 STYSEL en
2½ PROTEÏEN

1 Kook die pasta in 'n groot kastrol lig gesoute kookwater tot net sag. Dreineer goed.
2 Verhit intussen die olie in 'n groot kleefvrye pan oor matige hitte tot dit warm is, maar nie rook nie. Voeg die spekvleis by en braai tot effens bros; roer gereeld.
3 Voeg die seldery, wortels en knoffel by en braai; roer gereeld tot die groente gaar is.
4 Voeg die kool en spinasie by en roerbraai tot die kool verlep is.
5 Voeg die kruie en die tamaties met die sap by en kook sowat 5 minute tot al die geure vermeng het; roer deurentyd.
6 Meng die sous met die warm pasta, skep op vier borde, strooi die kaas oor en sit voor.

DIEETKUNDIGE SE AANTEKENINGE:
● Ons vermoed dat spinasie 'n hoë GI het; daarom beveel ons aan dat dit slegs saam met ander lae-GI-bestanddele gebruik word. Dieselfde geld vir geelwortels.
● Hierdie gereg is geskik vir **koolhidraatlading** – net so, of met ekstra pasta.

Pasta alfredo, en Pasta met groente-ragout

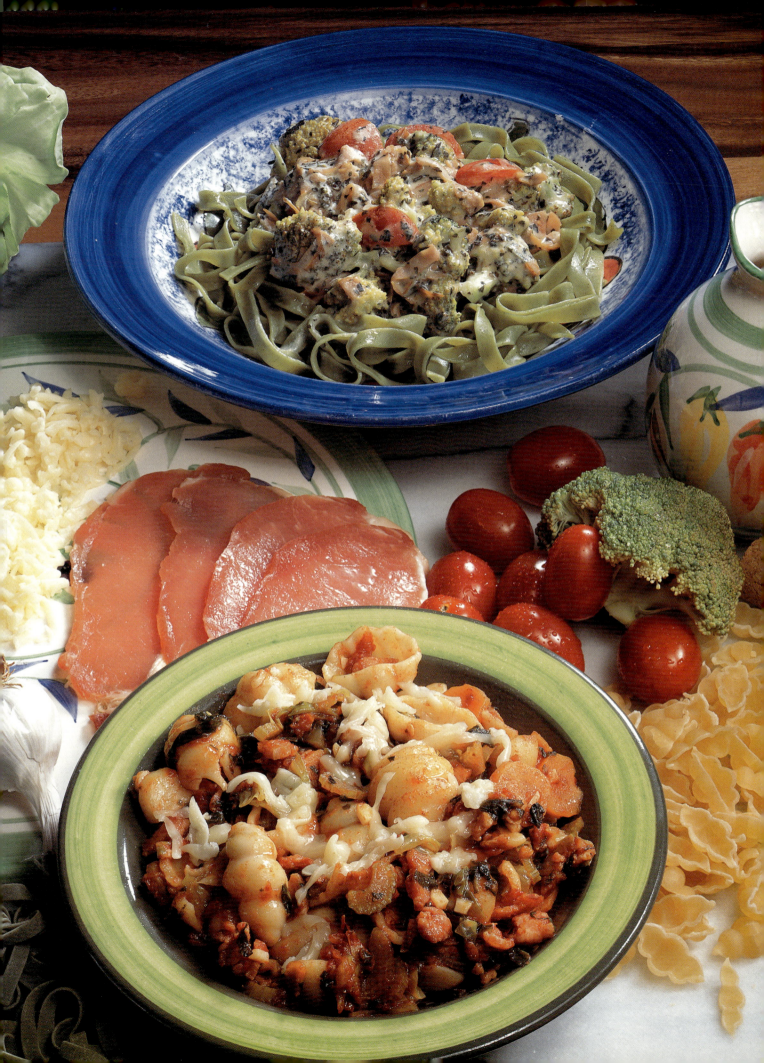

VLEISGEREGTE

PASTA MET MAALVLEIS EN SAMPIOENE
Lewer 4 porsies

250 g (3 k) durumkoring-buispasta,
    bv. penne of macaroni
5 ml (1 t) canola- of olyfolie
1 ui, fyn gekap
1 selderystingel, gekap
125 g (½ bakkie) sampioene, grof gekap
10 ml (2 t) gemaalde knoffel
300 g binneboud-maalvleis
60 ml (¼ k) wyn
½ biefsekstrakblokkie, opgelos in
125 ml (½ k) kookwater
½ x 410 g-blik heel tamaties met
    die sap, gekap
10 ml (2 t) suiker (opsioneel)
vars gemaalde swartpeper na smaak

VOEDINGSTOWWE PER PORSIE

Glukemiese indeks 31 ● Vet 9 g
Koolhidrate 54 g ● Vesel 4 g
Proteïene 24 g ● kJ 1621

EEN PORSIE is gelyk aan 3 STYSEL en
2½ PROTEÏEN

1 Kook die pasta in lig gesoute water tot net sag. Dreineer goed.
2 Verhit intussen die olie in 'n groot kleefvrye pan oor matige hitte tot dit warm is, maar nie rook nie. Voeg die ui, seldery, sampioene en knoffel by en soteer sowat 10 minute tot die groente sag is; roer gereeld.
3 Voeg die maalvleis by en braai tot dit nie meer pienk is nie. Voeg die wyn by, verhoog die hitte en kook tot byna al die wyn verdamp het.
4 Voeg die ekstrak, tamaties, suiker en peper by, bedek en laat sowat 15 minute prut tot die sous ryk en geurig is. Voeg die suiker by indien verkies.
5 Skep die pasta in vier bakkies, skep die sous oor en sit voor.

Hierdie sous vries baie goed. Bevries dit in vier afsonderlike porsies en ontdooi in die mikrogolf soos benodig.

DIEETKUNDIGE SE AANTEKENINGE:

● Sodra rooivleis gebruik word, styg die vetinhoud van die maal outomaties. Let daarop dat ekstra-maer binneboud-maalvleis gebruik moet word, en dat baie min gebruik word.
● Dié maal is geskik vir **koolhidraatlading**, veral as die pasta vermeerder word tot 1½ keer die hoeveelheid. Elke porsie sal dan 78 g koolhidrate bevat.

GROENTE-EN-BEESVLEISROERBRAAI
Lewer 6 porsies

250 g spaghetti, in 3–4 cm-stukkies gebreek
5 ml canola- of olyfolie
1 medium ui, gekap
15 ml gerasperde of gemaalde vars gemmer
1 knoffelhuisie, fyngedruk
200 g kits-steak, in dun repies gesny
1 selderystingel, in skyfies gesny
½ klein geel soetrissie, gekap
½ medium rooi soetrissie, gekap
200 g (2 k) blomkoolblommetjies
1 groot geelwortel, in vuurhoutjierepies gesny
200 g (2 k) broccoli, gekap
250 g (1 bakkie) sampioene, in skyfies gesny
1 x 410 g-blik aspersie-slaaistukkies
12,5 ml (1 D) sojasous
20 ml (4 t) mielieblom
200 ml (⅘ k) water

VOEDINGSTOWWE PER PORSIE

Glukemiese indeks 33 ● Vet 4 g
Koolhidrate 38 g ● Vesel 6 g
Proteïene 18 g ● kJ 1079

EEN PORSIE is gelyk aan 1 STYSEL,
2 PROTEÏENE en VRY GROENTE

1 Kook die spaghetti in 'n groot kastrol lig gesoute water tot net sag. Dreineer en hou warm.
2 Verhit die olie in 'n wok of groot kleefvrye pan. Voeg die ui, gemmer, knoffel en steak by. Roerbraai sowat 3–5 minute oor matige hitte, of tot die steak amper gaar is. Voeg die orige groente by en roerbraai tot net sag; sprinkel 'n bietjie water by indien nodig.
3 Meng die sojasous, mielieblom en aspersiewater tot glad. Voeg die aangemaakte mielieblom by die roerbraai en roer tot die mengsel kook en verdik. Voeg water by soos nodig indien die sous te dik raak. Voeg die spaghetti by en roer tot deurwarm. Sit dadelik voor.

DIEETKUNDIGE SE AANTEKENINGE:

● Hierdie heerlike, gesonde, laevet-, lae-GI-maal kan binne 'n halfuur voorberei word.
● Geskik vir **koolhidraatlading**, veral met dubbel die hoeveelheid spaghetti. Koolhidraat word dan opgestoot tot 68 g per porsie.
● Mense met jig moenie aspersies eet nie. Laat dit net weg.
● Gebruik sojasous spaarsaam, want dit bevat baie natrium.

*Groente-en-beesvleisroerbraai, en
Pasta met maalvleis en sampioene*

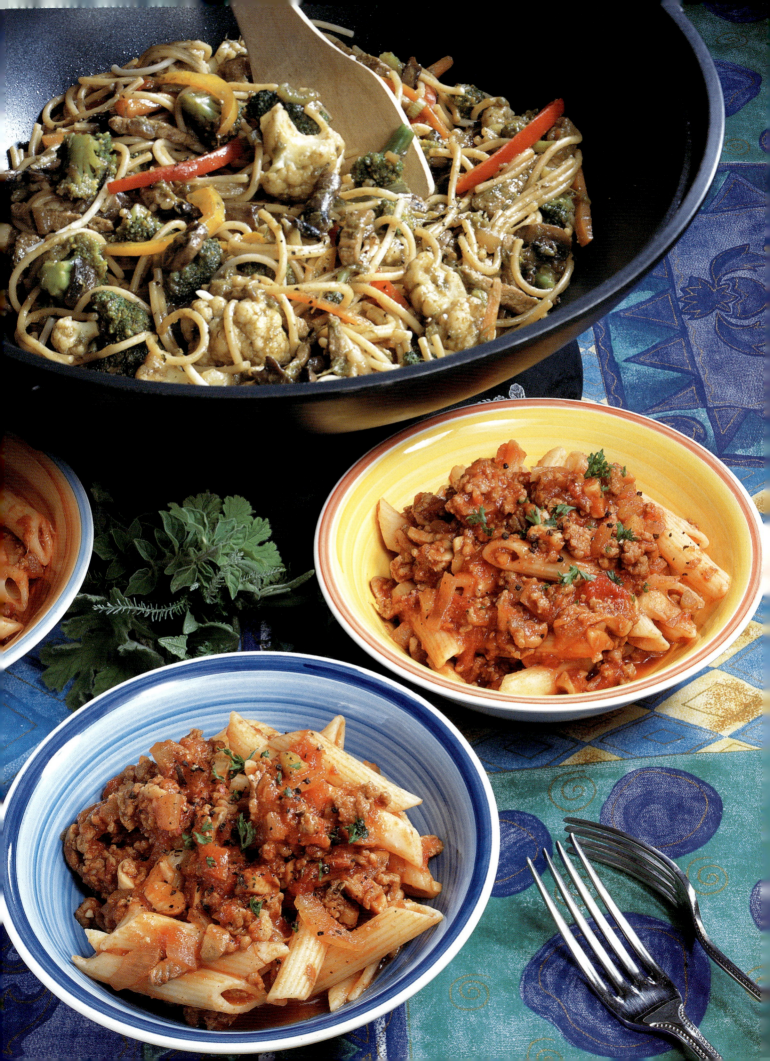

OONDGEBRAAIDE PATATS OF JONG AARTAPPELTJIES
Lewer 4 porsies

2 klein patats of
16 jong/klein aartappeltjies
25 ml (3 D) canola- of olyfolie

VOEDINGSTOWWE PER PORSIE
PATAT
Glukemiese indeks 54 ● **Vet 1,4 g**
Koolhidrate 21 g ● **Vesel 3 g**
Proteïen 2 g ● **kJ 480**

EEN PORSIE is gelyk aan
1½ STYSEL en baie min VET

VOEDINGSTOWWE PER PORSIE
JONG AARTAPPELTJIES
Glukemiese indeks 62 ● **Vet 1,2 g**
Koolhidrate 23 g ● **Vesel 2 g**
Proteïen 2 g ● **kJ 497**

EEN PORSIE is gelyk aan
1 STYSEL en baie min VET

1 Kook die patats of aartappeltjies in die skil in 'n mikrogolf of op die stoof in kookwater tot net gaar, maar nog ferm.
2 Voorverhit die oond tot 200 °C.
3 Skil en sny die patats in skywe, maar moenie die aartappeltjies skil nie; sny hulle net middeldeur, indien verkies.
4 Giet die olie in 'n plat bakplaat en plaas in die warm oond. Haal die pan uit die oond sodra die olie warm is – na sowat 5 minute – en gooi AL die olie uit.
5 Plaas die gaar patats of aartappeltjies op die bakplaat en woel hulle rond tot hulle heeltemal met 'n dun lagie olie bedek is.
6 Rooster tot egalig bruin; draai een maal om.

DIEETKUNDIGE SE AANTEKENINGE:
● Aartappels het 'n hoë GI, maar patats en klein en jong aartappeltjies in die skil het 'n laer GI; daarom het ons 'n laevet-metode ingesluit om patats en jong aartappeltjies te braai.
● Klein of jong aartappeltjies het effens minder kilojoules as patat, maar die patat bevat meer vesel en het 'n laer GI, daarom is dit meer geskik vir **diabete**.

TOELAATBARE KAASSOUS VIR GROENTE
Lewer 6 porsies

10 ml (2 t) 'lite' margarien (slegs vir geur)
150 ml (⅗ k) water waarin die groente gaargemaak is *
150 ml (⅗ k) laevetmelk **
1 ml (¼ t) sout
3 ml (½ t) mosterdpoeier
50 ml (4 D) meel
60 g laevet-cheddarkaas, gerasper (2 vuurhoutjiedosies)
3 ml (½ t) gerasperde parmesaankaas (opsioneel)

VOEDINGSTOWWE PER PORSIE
Glukemiese indeks 55 ● **Vet 5 g**
Koolhidrate 5 g ● **Vesel gering**
Proteïen 4 g ● **kJ 322**

EEN PORSIE is gelyk aan ½ SUIWEL
en ½ VET

1 Smelt die margarien oor lae hitte. Voeg die groentewater en melk by, en dan die sout en mosterdpoeier. Verhit tot kookpunt.
2 Meng intussen die meel met 'n bietjie water tot 'n gladde pasta.
3 Sodra die melkmengsel kook, voeg 'n bietjie daarvan by die meelpasta en roer goed. Giet dan die meelmengsel terug by die orige melkmengsel.
4 Plaas terug op die stoof en kook tot die sous verdik.
5 Voeg die gerasperde kase by en giet die sous oor die gaar groente.

* *Die water waarin broccoli, blomkool en jong murgpampoentjies gekook is, maak die geurigste kaassous.*
** *As langlewe-melk uit 'n kartonnetjie gebruik word, is die sous romeriger sonder dat ekstra vet bygevoeg word.*

DIEETKUNDIGE SE AANTEKENINGE:
● Parmesaankaas het 'n hoë vetinhoud, maar 'n sterk geur. Deur slegs 'n halfteelepel vol in 'n gereg met kaas te gebruik, kan 'n mens minder as die helfte van die hoeveelheid kaas – en die helfte van die vet – gebruik sonder om geur in te boet.
● Vir 'n gewone witsous, laat die kaas weg en voeg 'n knippie neutmuskaat by; tel dit as ½ STYSEL. Dit bevat ook minder vet.

Toelaatbare kaassous vir groente, en Oondgebraaide patats of jong aartappeltjies

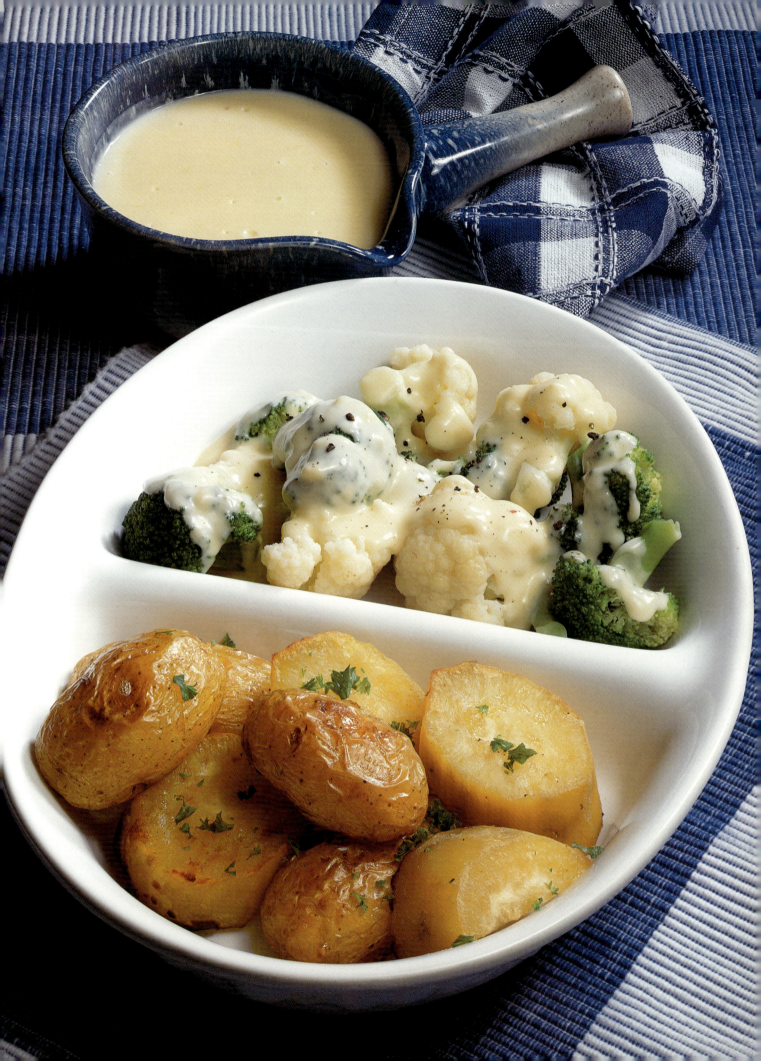

VRUGTEJELLIE MET JOGURT

Lewer 6 porsies

1 x 410 g-blik vrugtekelkie in
   natuurlike sap
1 x 85 g-pakkie framboosgeur-jelliepoeier
   (suikervry opsioneel)
500 ml gegeurde laevet-jogurt

VOEDINGSTOWWE PER PORSIE

Glukemiese indeks 50 ● Vet 1 g
Koolhidrate 32 g ● Vesel 1 g
Proteïen 5 g ● kJ 641

EEN PORSIE is gelyk aan 1 STYSEL,
½ SUIWEL/PROTEÏEN en 1 VRUG

---

1 Dreineer die vrugtekelkie en giet die sap in 'n maatbeker af. Voeg genoeg water by om 250 ml vloeistof te verkry.
2 Verhit die sap en water tot dit kook en giet dit dan oor die jelliepoeier in 'n bak. Roer tot die jellie opgelos het en laat dit dan afkoel, maar nie stol nie.
3 Vou die jogurt en vrugte in wanneer die jellie net-net begin stol en meng goed.
4 Giet die mengsel in ses nageregbakkies, bedek en plaas dit in die yskas tot gestol.

DIEETKUNDIGE SE AANTEKENINGE:

● Gewone jellie kan met veiligheid vir hierdie nagereg gebruik word, want ons weet nou dat suiker 'n medium GI het. Saam met die jogurt is die GI selfs nog laer.

GEBAKTE PEER-EN-PASTAPOEDING

Lewer 4 porsies

125 g durumkoring-spaghetti,
   in 2 cm-stukkies gebreek
375 ml (1½ k) laevetmelk
150 ml (⅗ k) sagte bruinsuiker
10 ml (2 t) 'lite' margarien
15 ml (1 E) gerasperde suurlemoenskil
30 ml (2 E) fyn amandels
2 eiers, geskei
6 ingemaakte peerhelftes in natuurlike
   sap, gedreineer

VOEDINGSTOWWE PER PORSIE

Glukemiese indeks 46 ● Vet 9 g
Koolhidrate 57 g ● Vesel 3 g
Proteïen 11 g ● kJ 1458

EEN PORSIE is gelyk aan 3 STYSEL,
1 PROTEÏEN, 1 VRUG, en ½ VET

---

1 Voorverhit die oond tot 190 °C.
2 Kook die spaghetti 10 minute in genoeg lig gesoute kookwater tot net sag. Dreineer en skep in 'n kastrol saam met die melk. Laat 20 minute prut.
3 Haal die kastrol van die stoof af en laat dit afkoel.
4 Voeg die suiker by en laat dit oplos. Voeg die margarien, suurlemoenskil, fyn amandels en geklitste eiergele by.
5 Klop die eierwitte tot stywe punte vorm en vou dit by die pastamengsel in. Giet die helfte van die mengsel in 'n gesmeerde oondvaste bak. Rangskik die peerhalwes bo-op en bedek met die orige pastamengsel.
6 Bak 30 minute in die voorverhitte oond.

Probeer dié nagereg as jy iets heerlik anders soek. As jy eers gewoond is aan die idee van pasta in 'n soet gereg, sal jy dol wees daarop.

DIEETKUNDIGE SE AANTEKENINGE:

● Hierdie nagereg is geskik vir **koolhidraatlading**. Dit bevat min vet, baie lae-GI-koolhidrate en nie te veel proteïen nie.

Vrugtejellie met jogurt, en Gebakte peer-en-pastapoeding

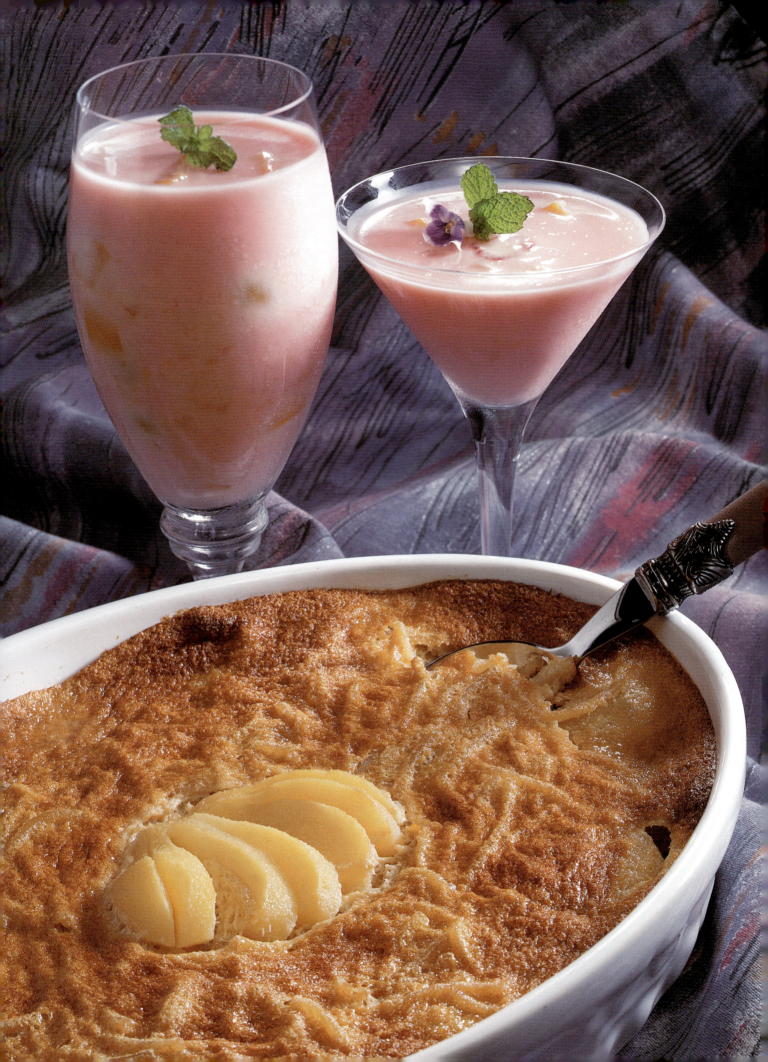

APPELFRUMMELPOEDING

Lewer 4 porsies

1 x 410 g-blik tertappels
10 ml (2 t) suurlemoensap
30 ml (2 E) rou heuning
50 ml (4 D) meel
250 ml (1 k) hawersemels
50 ml (4 D) 'lite' margarien
50 ml (4 D) sagte bruinsuiker
1 ml (¼ t) sout

1 Plaas die tertappels in 'n gesmeerde tertbak en giet die suurlemoensap en heuning oor.
2 Vryf die meel, hawersemels, bruinsuiker, sout en margarien saam en strooi hierdie mengsel oor die appels.
3 Bak in 'n voorverhitte oond teen 180 °C tot die kors bruin is.
4 Sit voor met room met verminderde vet, of vla wat van laevetmelk gemaak is, indien verkies (kyk resep hieronder).

VOEDINGSTOWWE PER PORSIE

Glukemiese indeks 56 ● Vet 8 g
Koolhidrate 46 g ● Vesel 4 g
Proteïene 3 g ● kJ 1156

EEN PORSIE is gelyk aan
2½ STYSEL, 1 VRUG en 1½ VET

DIEETKUNDIGE SE AANTEKENINGE:

● Die ontleding in die kassie is vir die frummelpoeding alleen, sonder die laevet-vla of room met verminderde vet. Met die vla verlaag die GI tot 55.
● 'n Baie geskikte nagereg vir **koolhidraatlading**. Dit is ryk aan koolhidrate, met min genoeg proteïene en vet.
● Hoewel hierdie nagereg **Jack Spratt Oranje** gemerk is, is die GI net hoër as 55.

LAEVET-VLA

Lewer 4 x 125 ml-porsies (½ koppie) of 8 x 60 ml-porsies (¼ koppie)

500 ml (2 k) laevetmelk of
   afgeroomde melk
30 ml (2 E) suiker
30 ml (2 E) vlapoeier
5 ml (1 t) vanieljegeursel (opsioneel)

1 Verhit 400 ml van die melk tot kookpunt.
2 Plaas intussen die orige 100 ml melk en die suiker in 'n klein bakkie en roer tot die suiker opgelos is. Voeg die vlapoeier by en meng tot 'n gladde pasta.
3 Sodra die melk begin borrel, roer die helfte van die melk by die vlapoeiermengsel. Giet dit terug by die warm melk en verhit tot kookpunt; roer deurentyd. Kook tot dit verdik.
4 Voeg vanieljegeursel by, indien verkies.
5 Sit KOUD voor met enige lae-GI-nagereg.

Om piesangvla te maak, gebruik 'n halwe piesang per persoon saam met 125 ml (½ k) KOUE vla. Die GI styg dan met een punt tot 53. Onthou om 1 VRUG ekstra te tel.

VOEDINGSTOWWE PER PORSIE
(125 ml)

Glukemiese indeks 52 ● Vet 2 g
Koolhidrate 15 g ● Vesel 0,1 g
Proteïene 4 g ● kJ 417

EEN 125 ML-PORSIE (½ k) is gelyk aan
1 STYSEL en ½ SUIWEL
EEN 60 ML-PORSIE (¼ k) is gelyk aan
1 STYSEL

DIEETKUNDIGE SE AANTEKENINGE:

● In die GI-tabelle wat in Australië gebruik word, word die GI van vla aangegee as 43. In Suid-Afrika is die GI van vla nog nie gemeet nie. Die waarde wat ons aangee, is 'n berekende waarde gebaseer op die bestanddele in hierdie resep.
● Ons is byna seker dat die ware, gemete GI van vla laer sal wees as die berekende waarde, as gevolg van die uitwerking wat die voedingstowwe op mekaar het.
● Dit is belangrik om die vla KOUD te eet.
● Warm vla het 'n hoër GI as koue vla weens 'n verandering in die kristalstruktuur van gaar stysel as dit afkoel. Die stysel hier is vlapoeier (kyk Faktore wat die GI beïnvloed, bladsy 6).
● **Diabete** kan gerus oplet dat dié laevet-vla heeltemal veilig is as dit koud geëet word en dat dit nie die bloedglukosevlakke skielik sal laat styg nie. Dit het 'n lae GI ongeag die suiker daarin!

Appelfrummelpoeding, en Laevet-vla

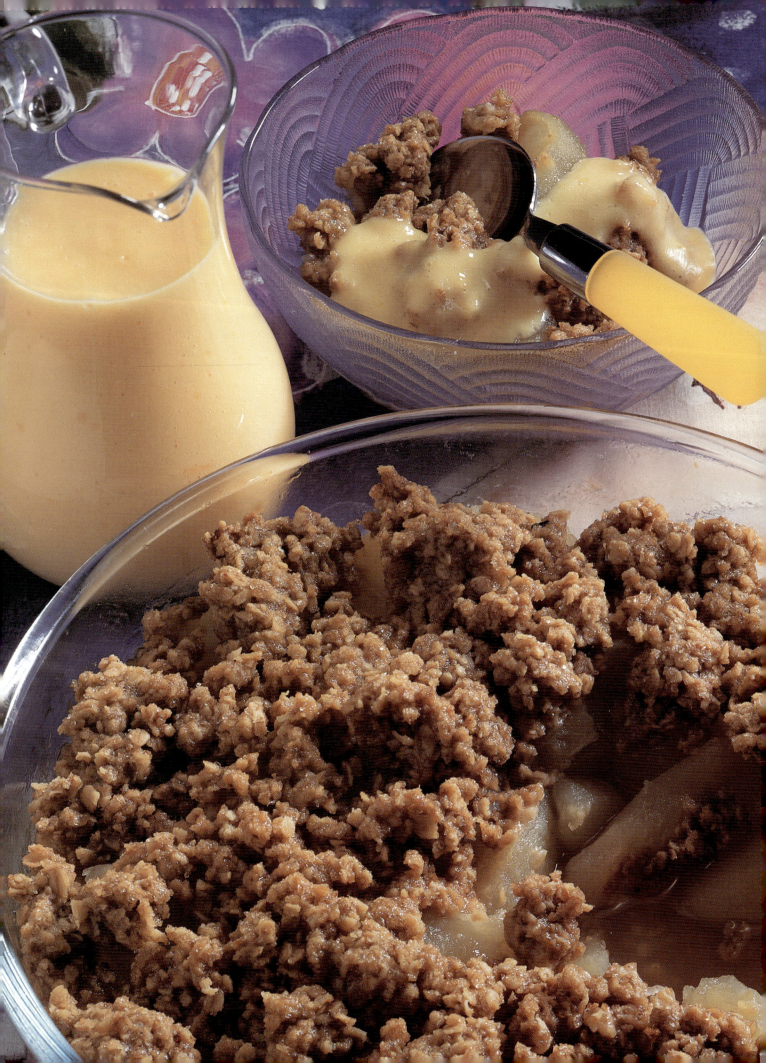

KERSIEGENOT

Lewer 12 porsies. 'n Heerlike nagereg vir 'n spesiale ete.

1 x 410 g-blik klein wit boontjies, gedreineer
½ pakkie Boudoir-beskuitjies
50 ml (⅕ k) sjerrie (opsioneel)
250 g (1 bakkie) laevet-maaskaas
250 ml (1 k) ongegeurde laevet-jogurt
1 pakkie vanielje-kitspoeding
1 x 410 g-blik kersies in stroop
10 ml (2 t) gelatien

VOEDINGSTOWWE PER PORSIE

Glukemiese indeks 51 ● Vet 4 g
Koolhidrate 27 g ● Vesel 3 g
Proteïen 8 g ● kJ 776

EEN PORSIE is gelyk aan 1 STYSEL en 1 SUIWEL/PROTEÏEN

1 Druk die boontjies fyn of verwerk in 'n voedselverwerker, maar nie langer as 3 minute nie.
2 Rangskik die beskuitjies in 'n enkellaag in 'n mooi glasbak en sprinkel die sjerrie oor.
3 Klits die boontjies, maaskaas, jogurt en kitspoeding saam met 'n elektriese klitser of handklopper.
4 Skep die mengsel in 'n egalige laag op die beskuitjies en maak gelyk. Verkoel tot gestol.
5 Dreineer die kersies en sny middeldeur. Rangskik bo-op die gestolde maaskaasvulsel.
6 Meng die gelatien met die kersiestroop en roer die mengsel oor lae hitte tot al die gelatien opgelos is. Laat afkoel.
7 Wanneer die kersiestroopmengsel koel voel, giet dit oor die poeding en plaas in die yskas om te stol.

DIEETKUNDIGE SE AANTEKENINGE:

● Hoewel hierdie resep hoë-GI-bestanddele soos die Boudoir-beskuitjies, die kersiestroop en die kitspoedingpoeier bevat, vergoed die boontjies, maaskaas en jogurt daarvoor en het die nagereg uiteindelik 'n lae GI. As gevolg hiervan is Kersiegenot geskik vir mense met **diabetes** en **hipoglukemie**, ongeag die suiker daarin!
● As bestanddele te lank geklits of verwerk word, kan dit die GI verhoog. Geen enkele proses behoort dus langer as 1–2 minute te duur nie, en die totale klits-, klop- of verwerkingstyd van 'n resep moet nooit langer as 5 minute wees nie.

WARM GEBAKTE POEDING

Lewer 12 porsies

1 x 410 g-blik klein wit boontjies
2 eiers
75 ml (5 E) laevetmelk
30 ml (2 E) 'lite' margarien
100 ml (⅖ k) bruinsuiker
180 ml (¾ k) bruismeel, vooraf gesif
1 ml (¼ t) fyn naeltjies
1 ml (¼ t) fyn kaneel
10 ml (2 t) bakpoeier
180 ml (¾ k) hawersemels
15 ml (1 E) asyn
60 ml (¼ k) sultanas
2 ml (½ t) sout

VOEDINGSTOWWE PER PORSIE

Glukemiese indeks 60 ● Vet 3 g
Koolhidrate 20 g ● Vesel 3 g
Proteïen 5 g ● kJ 548

EEN PORSIE is gelyk aan 1 STYSEL, 1 VRUG en ½ VET

1 Dreineer boontjies en druk fyn saam met die eiers en melk, of verwerk in 'n voedselverwerker, maar nie langer as 1 minuut nie.
2 Room die margarien en suiker en voeg die boontjies by. Meng goed.
3 Sif die meel, bakpoeier en speserye saam. Voeg die hawersemels by en lig 'n paar keer met die lepel op om lug in te werk.
4 Voeg die meelmengsel by die boontjiemengsel en roer goed. Voeg die asyn en sultanas by.
5 Skep in 'n gesmeerde ringkoekpan en bak 35–40 minute in 'n voorverhitte oond teen 180 °C.
6 Sit warm voor met Laevet-vla (bladsy 108) wat met afgeroomde of laevetmelk gemaak is.

Ingedampte laevetmelk kan in plaas van vla gebruik word, indien verkies. 'n Heerlike warm poeding vir 'n koue winteraand.

DIEETKUNDIGE SE AANTEKENINGE:

● 'n Dubbele porsie van hierdie nagereg met 125 ml vla is 'n geskikte nagereg vir **koolhidraatlading** – 58 g koolhidrate per porsie, met baie min vet en nie te veel proteïen nie.

Warm gebakte poeding, en Kersiegenot

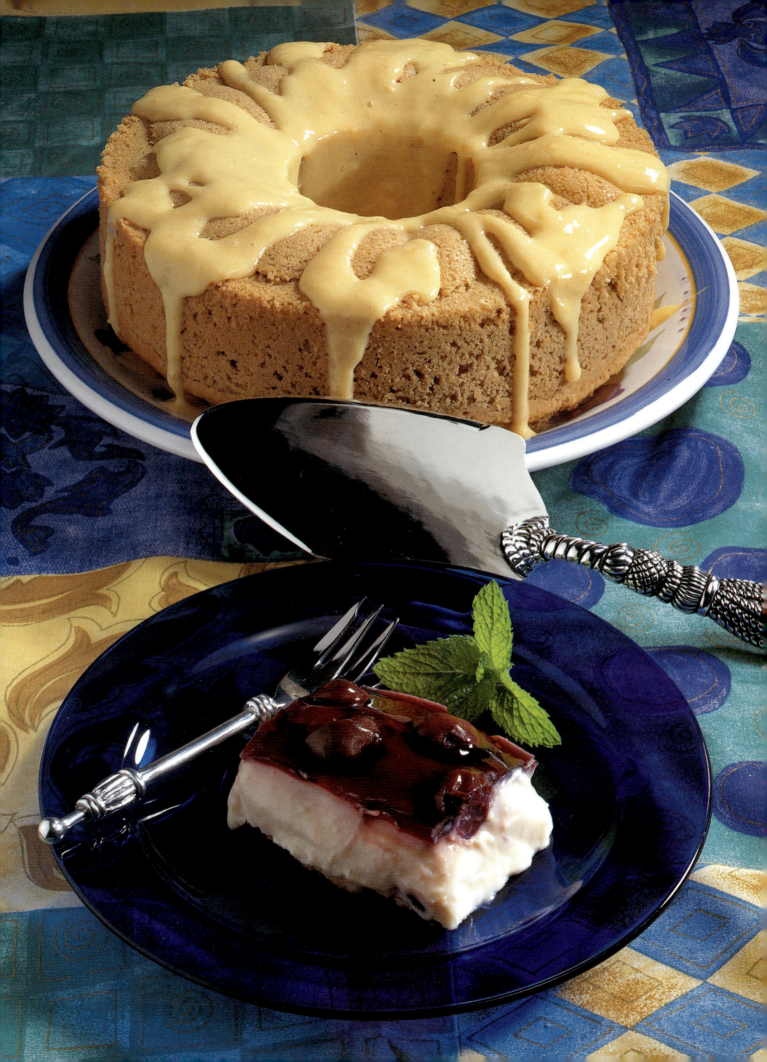

APPELKOOS- OF PERSKE-KAASKOEK

Lewer 12 porsies. 'n Baie indrukwekkende nagereg wat smaak na meer!

½ pakkie spysverteringskoekies
250 g (1 bakkie) laevet-maaskaas
80 ml (⅓ k) suiker
175 ml laevet-appelkoosjogurt
2 eiers, geskei
15 ml (1 E) gelatien
50 ml (⅕ k) koue water
5 ml (1 t) vanieljegeursel
knippie sout
2 x 410 g-blikke appelkose of perskes
    in natuurlike sap
20 ml (4 t) gelatien

VOEDINGSTOWWE PER PORSIE

Glukemiese indeks 50 ● Vet 9 g
Koolhidrate 16 g ● Vesel 1 g
Proteïene 7 g ● kJ 696

EEN PORSIE is gelyk aan 1 STYSEL,
1 VRUG en ½ SUIWEL

1 Rangskik 'n enkellaag koekies in 'n 26 cm-tertbak.
2 Gebruik 'n elektriese klitser en klits die maaskaas, suiker, jogurt en eiergele tot glad, maar nie te lank nie.
3 Week 15 ml gelatien in koue water en laat stadig oplos oor lae hitte. Klits gelatien stadig by kaasmengsel in. Voeg vanielje by.
4 Klits eierwitte styf saam met die sout en vou dit dan by die maaskaasmengsel in. (Sorg dat die klitser skoon is!)
5 Giet oor die koekies en verkoel 2 uur lank tot gestol.
6 Wanneer die kaaskoek gestol is, dreineer die vrugte; giet die sap af in 'n kastrol (vir op die stoof) of in 'n glasbaker (vir in die mikrogolf). Verhit die vrugtesap en 20 ml gelatien tot die gelatien heeltemal opgelos is. Laat staan tot dit koel voel.
7 Rangskik intussen die vrugte bo-op die kaaskoekvulsel.
8 Skep die afgekoelde sap oor die vrugte sodat al die vrugte net-net bedek is. Die orige sap en gelatien word nie gebruik nie.
9 Plaas weer in die yskas tot dit styf genoeg is om te sny.

DIEETKUNDIGE SE AANTEKENINGE:

● Gewoonlik word kaaskoek gemaak met room en 'n hoëvetkors en dan het die nagereg 'n hoë vetinhoud.
● Hierdie resep is nog net so lekker, hoewel dit minder as een derde van die vet van 'n gewone kaaskoek bevat. Die bonus is dat dit ook 'n lae GI het.

VRUGTESLAAI

Lewer 6 porsies

1 klein papino, geskil en pitte verwyder
1 klein groen appel
1 klein rooi appel
3 lemoene
1 piesang
1 kiwivrug
10 groot druiwekorrels
10 ml (2 t) suiker (opsioneel)

VOEDINGSTOWWE PER PORSIE

Glukemiese indeks 47 ● Vet 0
Koolhidrate 23 g ● Vesel 4 g
Proteïene 1 g ● kJ 439

EEN PORSIE is gelyk aan 2 VRUGTE

1 Sny die papino in blokkies. Sny die appels in kwarte (moenie skil nie), verwyder die kern en kap dan in blokkies.
2 Gebruik 'n skerp mes en skil die lemoene soos jy 'n appel sou afskil. Druk die mes se lem tussen die skyfies en die vliesies in en gooi die heel, geskilde skyfies in 'n bak.
3 Skil en sny die piesang in skyfies.
4 Skil die kiwivrug, sny oorlangs middeldeur en sny in dik skywe.
5 Sny elke druiwekorrel middeldeur en verwyder die pitte.
6 Meng al die vrugte saam, voeg die suiker by, indien verlang, en meng deeglik. Verkoel voor opdiening.

DIEETKUNDIGE SE AANTEKENINGE:

● As suurlemoensap bygevoeg word, word die GI van die vrugteslaai verlaag.
● Met die suiker is die totale GI van die vrugteslaai 48, want die GI van die vrugte is laer as dié van die suiker; die suiker, met die hoër GI, verhoog dus die GI effens. Maar selfs 'n GI van 48 is heeltemal aanvaarbaar.

GLUKEMIESE INDEKS VAN VRUGTE

● **Tropiese vrugte** het hoër GI-waardes (kyk GI-tabelle, bladsye 25–26).
● **Sagte en sitrusvrugte** het laer GI-waardes (kyk GI-tabelle, bladsy 25).
● Hoe suurder 'n vrug, hoe **laer** is sy GI.

Vrugteslaai, en Perske-kaaskoek

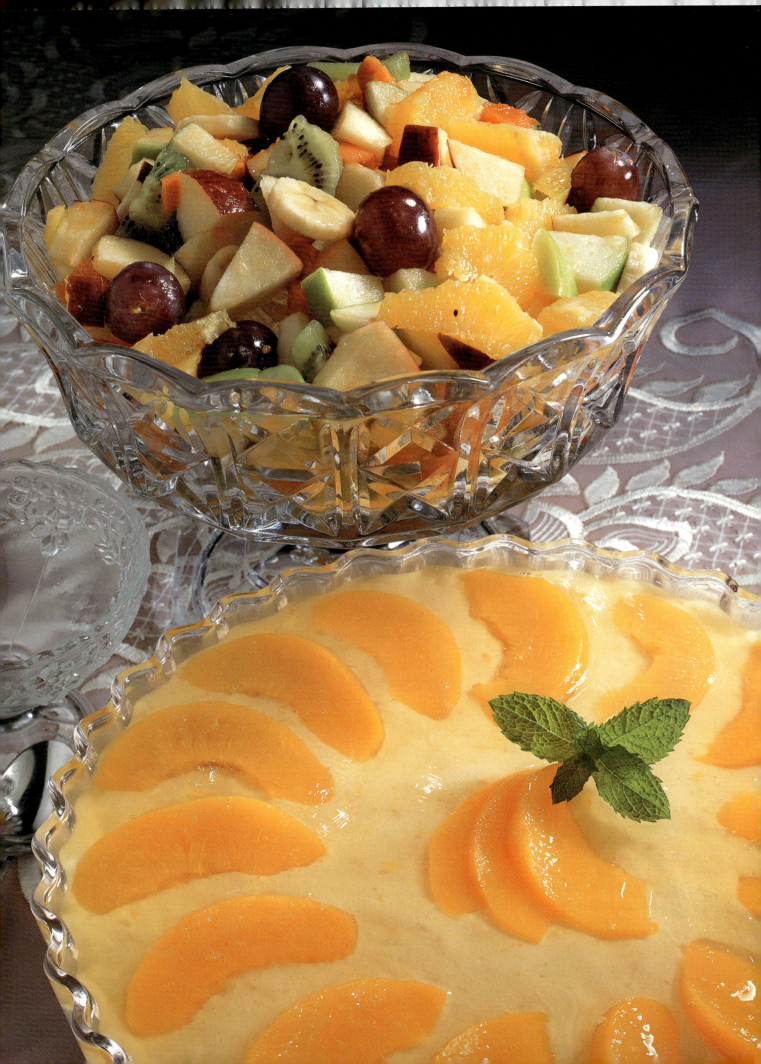

BOSTONBROODJIE
Lewer 14 snytjies

250 ml (1 k) droëvrugte-koekmengsel
125 ml (½ k) rooibostee
250 ml (1 k) hawermout
1 x 410 g-blik klein wit boontjies
150 ml (⅗ k) suiker
2 eiers, geklits
250 ml (1 k) meel, gesif
10 ml (2 t) bakpoeier
1 ml (¼ t) sout
5 ml (1 t) suurlemoengeursel

VOEDINGSWAARDE PER SNY
Glukemiese indeks 60 ● Vet 2 g
Koolhidrate 30 g ● Vesel 3 g
Proteïen 4 g ● kJ 673

EEN SNYTJIE is gelyk aan 2 STYSEL

1 Giet die warm rooibostee oor die vrugtemengsel. Voeg hawermout by, roer goed en laat 10 minute staan om te week.
2 Verwerk intussen die gedreineerde boontjies in 'n versapper of voedselverwerker tot glad, maar nie langer as 1–2 minute nie.
3 Voeg die suiker en eiers by en verwerk 1 minuut tot gemeng.
4 Sif die meel en bakpoeier bo-op die vrugtemengsel en giet die boontjiemengsel bo-oor. Meng liggies met 'n houtlepel.
5 Voeg die sout en suurlemoengeursel by en roer om te meng.
6 Giet die mengsel in 'n gesmeerde broodpan en bak 10 minute teen 180 °C. Verlaag die hitte na 150 °C en bak nog 1 uur tot ligbruin en deurgaar.

Hierdie teebroodjie is geurig, dig en swaar. Smeer 'n dun lagie 'lite' margarien op of sit net so voor.
Hierdie broodjie sal twee weke lank goed bly indien dit in foelie toegedraai word. Ideaal om saam te neem op 'n selfsorgvakansie.
Koek wat met boontjies gemaak is, moet lank en stadig teen 'n lae temperatuur bak.

DIEETKUNDIGE SE AANTEKENINGE:
● Dié teebroodjie is geskik vir **koolhidraatlading**, want dit bevat min vet en baie lae-GI-koolhidrate en nie te veel proteïen nie. Dit moet verkieslik net so geëet word, sonder enige margarien.

WORTELKOEK
Lewer 12 porsies

200 ml (180 g) 'lite' margarien
250 ml (1 k) strooisuiker
3 eiers (2 hele eiers + 1 eierwit)
250 ml (1 k) koekmeel, gesif voordat dit afgemeet is
knippie sout
5 ml (1 t) koeksoda
10 ml (2 t) bakpoeier
7 ml (1½ t) fyn kaneel
2 ml (½ t) fyn neutmuskaat
knippie fyn naeltjies
250 ml (1 k) hawersemels
125 ml (½ k) gerasperde geelwortel (1 groot of 2 klein geelwortels)
1 appel, gerasper
150 ml (⅗ k) sultanas

VERSIERSEL
250 ml (1 bakkie) maaskaas
60 ml (¼ k) versiersuiker
5 ml (1 t) vanieljegeursel

1 Room margarien en suiker, maar nie langer as 3 minute nie.
2 Sif die meel, sout, koeksoda, speserye en bakpoeier saam in 'n aparte bak. Voeg hawersemels by; lig mengsel met 'n lepel op om lug in te werk.
3 Voeg eiers een vir een saam met 2–3 eetlepels meelmengsel by. Klop na elke byvoeging, maar nie langer as 1 minuut nie.
4 Roer orige droë bestanddele met 'n houtlepel by die mengsel in. Vou die rou wortel, appel en sultanas in.
5 Skep in 'n gesmeerde ronde koekpan, 25 cm in deursnee, en bak 30–45 minute teen 160 °C. Laat heeltemal afkoel.
6 Meng die versiersel en smeer oor die bokant van die koek.

VOEDINGSWAARDE PER SNY
Glukemiese indeks 61 ● Vet 10 g
Koolhidrate 37 g ● Vesel 2 g
Proteïen 7 g ● kJ 1102

EEN PORSIE met versiersel is gelyk aan 2 STYSEL, 1 VRUG en 2 VET

DIEETKUNDIGE SE AANTEKENINGE:
● Dit is baie belangrik om nie hierdie koek te veel te meng nie, omdat dit dan makliker sal verteer en dus 'n hoër GI sal hê.
● Die maaskaasversiersel help om die GI te verlaag! Daarsonder sou die GI 62 wees, en die energiewaarde sou effens verminder tot 1039 kJ per porsie.

Wortelkoek, en Bostonbroodjie

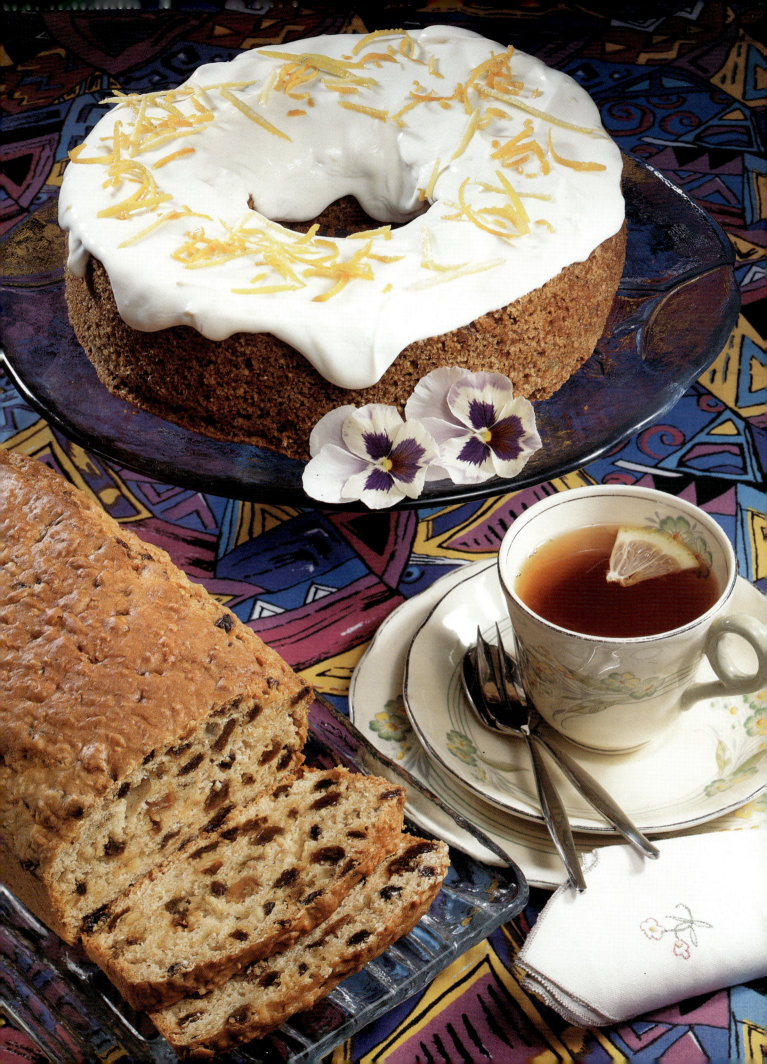

LEMOEN-EN-SULTANABROODJIE
Lewer 12 porsies

1 lemoen sonder merkies, skoon geskrop
1 x 410 g-blik klein wit boontjies, gedreineer
200 ml (⅘ k) suiker
20 ml (4 t) canola- of olyfolie
2 eiers, geklits
150 ml (⅗ k) sultanas
5 ml (1 t) koeksoda
200 ml (⅘ k) bruismeel
60 ml (4 E) hawersemels
150 ml (⅗ k) Hi-Fibre Bran-ontbytgraan
1 ml (¼ t) sout
5 ml (1 t) vanieljegeursel

VERSIERSEL
50 ml (4 D) versiersuiker
10 ml (2 t) suurlemoensap

VOEDINGSWAARDE PER SNY
Glukemiese indeks 59 ● Vet 3 g
Koolhidrate 37 g ● Vesel 5 g
Proteïen 5 g ● kJ 817

EEN SNY is gelyk aan 2 STYSEL, 1 VRUG en ½ VET

1 Voorverhit die oond tot 180 °C.
2 Sny die ongeskilde lemoen in kwarte en verwyder alle pitte of merkies. Plaas die lemoenkwarte met skil en al in 'n versapper of voedselverwerker en verwerk 30 sekondes lank. Skraap die kante skoon en verwerk nog 60 sekondes tot die lemoen in klein stukkies opgekap is.
3 Voeg die gedreineerde boontjies by en verwerk nog 30 sekondes. Voeg die suiker by.
4 Giet die lemoenmengsel in 'n groot mengbak en voeg die olie en eiers by. Roer met 'n houtlepel tot goed gemeng.
5 Voeg die sultanas by en meng.
6 Sif die koeksoda en meel oor die lemoenmengsel, voeg die hawersemels en Hi-Fibre Bran by en meng goed met 'n houtlepel. Voeg die sout en vanielje by en roer goed.
7 Skep in 'n gesmeerde broodpan. Bak 15 minute teen 180 °C. Verlaag die oondtemperatuur tot 150 °C, bedek die bokant van die koek met foelie en bak nog 90 minute. Laat heeltemal afkoel.
8 Vir die versiersel: Meng die versiersuiker met die suurlemoensap en drup dit bo-oor die afgekoelde koek.

Die mengsel lyk aanvanklik nogal vreemd, maar dit maak die heerlikste koek – bros buite-om en klam aan die binnekant.

DIEETKUNDIGE SE AANTEKENINGE:
● 'n Geskikte koek vir **koolhidraatlading**. Dit is ryk aan stadig geabsorbeerde koolhidrate, met min vet en proteïen.

APPELKOOSTERT
Lewer 8 porsies

375 ml (1½ k) hawersemels
1 appel, gerasper
75 ml (5 E) meel
2 ml (½ t) sout
125 ml (½ k) suiker
50 ml (4 D) 'lite' margarien, gesmelt
50 ml (⅕ k) laevetmelk
1 eier, geklits
1 x 410 g-blik appelkose in natuurlike sap, gedreineer
10 ml (2 t) bruinsuiker

VOEDINGSWAARDE PER SNY
Glukemiese indeks 55 ● Vet 6 g
Koolhidrate 33 g ● Vesel 3 g
Proteïen 4 g ● kJ 846

EEN SNY is gelyk aan 2 STYSEL, ½ VRUG en 1 VET

1 Meng die hawersemels, appel, meel, sout en suiker en voeg dan die margarien, melk en eier by.
2 Meng liggies tot 'n effens loperige beslag.
3 Smeer 'n tertbak, skep die helfte van die mengsel daarin en druk stewig vas.
4 Rangskik die appelkose op die beslag en skep die orige mengsel bo-op die appelkose. Smeer gelyk met 'n mes.
5 Strooi 10 ml bruinsuiker oor.
6 Bak 25–30 minute teen 200 °C tot die bokant bruin en bros is. Laat afkoel.
7 Sny in klein wiggies en sit voor met tee of koffie.

Dié heerlike sagte 'beskuitjie'-wiggies het 'n bros bolaag. Dit word in die vorm van 'n tert gemaak en in klein wiggies gesny.
Die tert moet verkieslik vars geëet word.

DIEETKUNDIGE SE AANTEKENINGE:
● Dit is 'n heerlike happie vir teetyd; omdat hawersemels egter as plaasvervanger vir meel gebruik word, is dit swaarder as wat 'n mens sou verwag.

Lemoen-en-sultanabroodjie, en Appelkoostert

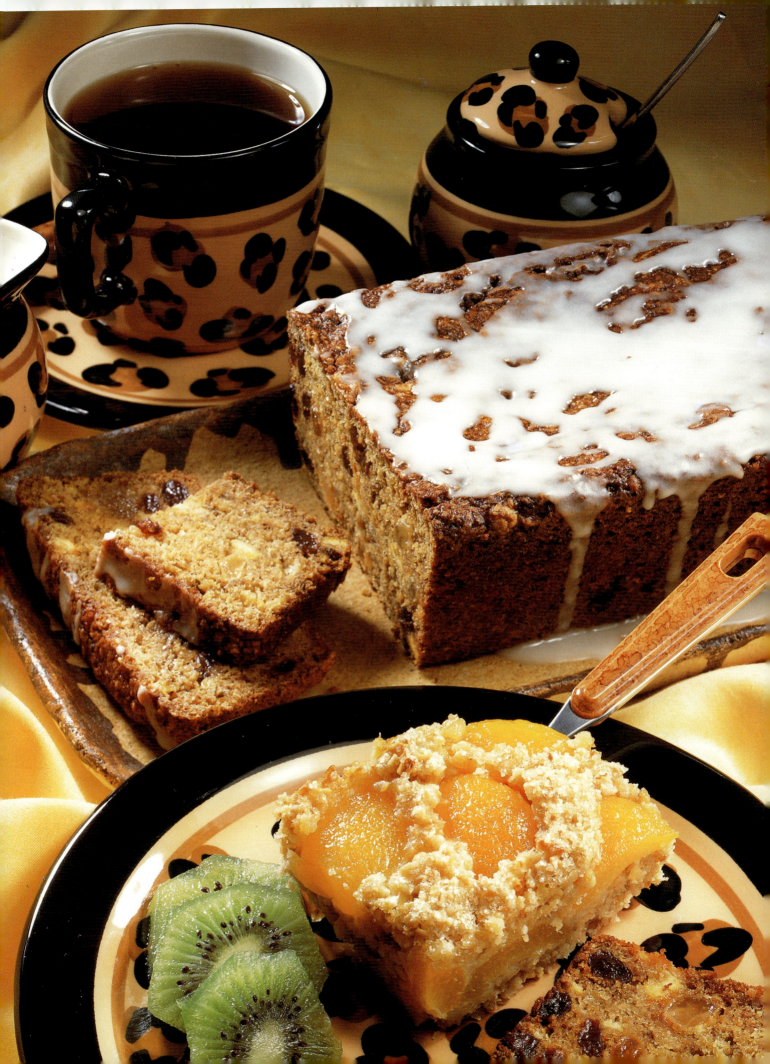

GESONDHEIDSBESKUIT

Lewer 60 stukke beskuit

250 ml (1 k) hawersemels
500 ml (2 k) koekmeel, gesif
25 ml (5 t) bakpoeier
5 ml (1 t) koeksoda
500 ml (2 k) semels
500 ml (2 k) Hi-Fibre Bran-ontbytgraan
500 ml (2 k) volkoring-ProNutro
250 ml (1 k) suiker
250 ml (1 k) sultanas
2 appels, geskil en gerasper
250 g (1 k) 'lite' margarien
500 ml (2 k) laevet-vrugtejogurt,
    enige geur (ons het peer gebruik)
5 ml (1 t) sout
1 eier
5 ml (1 t) vanieljegeursel

1 Meng al die droë bestanddele, behalwe die suiker, in 'n groot bak. Voeg die sultanas en die gerasperde appel by en lig die mengsel 'n paar maal met 'n houtlepel op om lug in te werk.
2 Smelt die margarien en suiker. Giet oor die droë bestanddele.
3 Meng die jogurt, eier en vanielje. Voeg by die droë bestanddele.
4 Meng jogurtmengsel met 'n houtlepel by die droë bestanddele in tot net gemeng. Voeg laevetmelk by indien te styf. Die deeg moenie slap wees nie, maar sag genoeg om in panne te skep.
5 Skep in twee broodpanne en bak 30 minute teen 180 °C. Verlaag die hitte tot 150 °C en bak nog 45 minute.
6 Sny elke brood in 30 vingers en droog die beskuit 2–3 uur lank uit in 'n koel oond by 100 °C.

Hierdie beskuit smaak na meer, selfs al is dit so gesond.
Die resep kan suksesvol gehalveer word vir 'n kleiner baksel beskuit.

DIEETKUNDIGE SE AANTEKENINGE:

● Hierdie beskuit is geskik as peuselhappie vir **koolhidraatlading**.
● As rosyne in plaas van sultanas gebruik word, styg die GI na 58, want rosyne se GI is aansienlik hoër as dié van sultanas.
● Dit is belangrik om vrugtejogurt te gebruik, want die beskuit sal nie soet genoeg wees as slegs ongegeurde laevet-jogurt gebruik word nie.

VOEDINGSWAARDE PER BESKUIT

Glukemiese indeks 54 ● Vet 2 g
Koolhidrate 13 g ● Vesel 3 g
Proteïen 2 g ● kJ 349

EEN BESKUIT is gelyk aan 1 STYSEL

APPELKOOSKOEKIES

Lewer 40 stafies

150 ml (⅗ k) 'lite' margarien
200 ml (⅘ k) bruinsuiker
1 eier
5 ml (1 t) vanieljegeursel
500 ml (2 k) meel, gesif voordat dit
    afgemeet is
250 ml (1 k) hawersemels
5 ml (1 t) bakpoeier
knippie sout
5 ml (1 t) kaneel
150 ml (⅗ k) appelkoossmeer

1 Room die margarien en suiker tot lig en donsig, maar nie langer as 2–3 minute nie.
2 Voeg eier en vanieljegeursel by en klits 1 minuut.
3 Sif die meel en bakpoeier en voeg by die mengsel. Meng.
4 Voeg die hawersemels, sout en kaneel by en meng tot 'n sagte, krummelrige deeg; voeg 'n bietjie afgeroomde of laevetmelk by, indien nodig.
5 Druk en tik die helfte van die mengsel in 'n gesmeerde rolkoek-pan van 30 cm x 20 cm.
6 Smeer egalig met appelkoossmeer en rasper orige deeg bo-oor.
7 Bak 25–35 minute teen 180 °C.
8 Laat afkoel en sny in 40 stafies, vingers of koekies.

DIEETKUNDIGE SE AANTEKENINGE:

● Onthou, die GI van 'n beslag kan verhoog as dit te lank of te vinnig geklits word.
● Indien jy nie diabetiese (suikervrye) appelkoossmeer in die hande kan kry nie, kan jy gewone appelkooskonfyt gebruik. Die GI sal dan verhoog tot 62.
● As die konfyt of smeer heeltemal weggelaat word, **verhoog** dit die GI tot 66!

VOEDINGSWAARDE PER KOEKIE

Glukemiese indeks 57 ● Vet 2 g
Koolhidrate 12 g ● Vesel 0,5 g
Proteïen 1 g ● kJ 299

EEN KOEKIE is gelyk aan ½ STYSEL en ½ VET

Gesondheidsbeskuit, en Appelkooskoekies

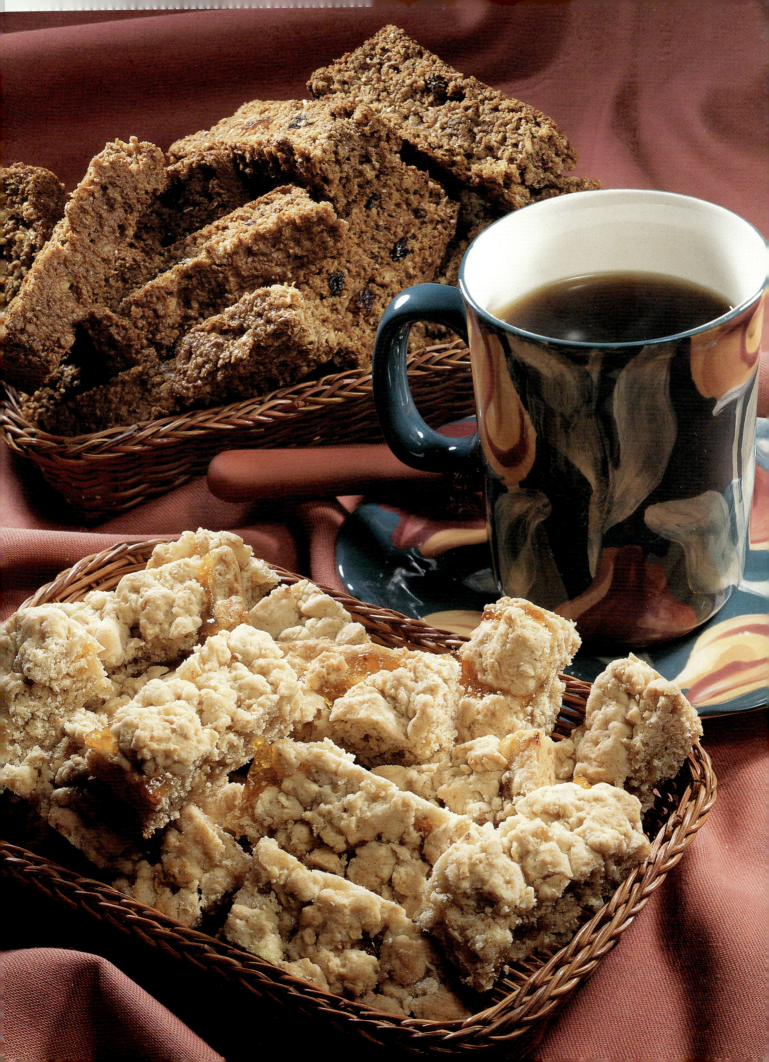

APPEL-EN-SPESERYKOEKIES
Lewer 30 koekies

250 ml (1 k) hawersemels
125 ml (½ k) meel
125 ml (½ k) volkoring-ProNutro
5 ml (1 t) bakpoeier
125 ml (½ k) Hi-Fibre Bran-ontbytgraan
125 ml (½ k) suiker
1 appel, gerasper
2 ml (½ t) fyn kaneel
1 ml (¼ t) fyn naeltjies
50 ml (4 D) 'lite' margarien
1 eier, geklits

1 Meng al die droë bestanddele met die gerasperde appel en speserye.
2 Vryf die margarien by die gemengde droë bestanddele in.
3 Roer die eier in en meng tot 'n stywe deeg.
4 Gebruik 'n teelepel in elke hand en skep 'n opgehoopte teelepel vol beslag op 'n slag op 'n lig gesmeerde bakplaat; druk plat om 'n ronde koekie te vorm.
5 Bak sowat 15 minute teen 180 °C, of tot ligbruin.
6 Lig elke koekie versigtig met 'n eierspaan van die bakplaat af op en plaas op 'n afkoelrak. Die koekies is baie sag wanneer hulle uit die oond kom, maar raak heerlik bros buite-om wanneer hulle afkoel.

Die appel in die beslag maak hierdie koekies heerlik sag en taaierig.

DIEETKUNDIGE SE AANTEKENINGE:
● Hierdie koekies bevat besonder min vet. Dit is 'n ware bonus, aangesien koekies gewoonlik 'n hoë vetinhoud het.

VOEDINGSWAARDE PER KOEKIE
Glukemiese indeks 56 ● Vet 1 g
Koolhidrate 8 g ● Vesel 1 g
Proteïen 1 g ● kJ 129

Een koekie is gelyk aan ½ stysel

LEMOEN-EN-SUURLEMOENKOEKIES
Lewer 30 koekies

125 ml (½ k) meel
10 ml (2 t) bakpoeier
2 ml (½ t) fyn neutmuskaat
125 ml (½ k) volkoring-ProNutro
375 ml (1½ k) hawersemels, in die koppie vasgedruk
100 ml (6 E) 'lite' margarien
125 ml (½ k) suiker
1 ml (¼ t) sout
1 eier
15 ml (1 E) gerasperde lemoenskil (skil van 1 lemoen)
45–60 ml (3–4 E) suurlemoensap (sap van 1 suurlemoen)

1 Sif die meel, bakpoeier en neutmuskaat saam en voeg dan die ProNutro en hawersemels by. Hou eenkant.
2 Room die margarien, suiker en sout; voeg die eier, lemoenskil by en roer goed.
3 Voeg die droë bestanddele om die beurt met die suurlemoensap by en meng goed. Voeg nog 'n bietjie suurlemoensap by indien dit te droog is.
4 Drup teelepels vol op 'n gesmeerde bakplaat.
5 Bak 15–20 minute in 'n voorverhitte oond teen 190 °C tot die koekies net begin bruin word.

Hierdie pikante koekies herinner aan rotskoekies.
Dit is vinnig en maklik om te maak.

DIEETKUNDIGE SE AANTEKENINGE:
● Al sou geen suiker gebruik word nie, sou die koekies steeds nie 'n lae GI gehad het nie, want die koekmeel het ook 'n hoë GI. Kunsmatige versoeter sal dus eintlik geen verskil maak nie.

VOEDINGSWAARDE PER KOEKIE
Glukemiese indeks 60 ● Vet 2 g
Koolhidrate 9 g ● Vesel 1 g
Proteïen 1 g ● kJ 259

Een koekie is gelyk aan ½ stysel en ½ vet

Appel-en-speserykoekies, en Lemoen-en-suurlemoenkoekies

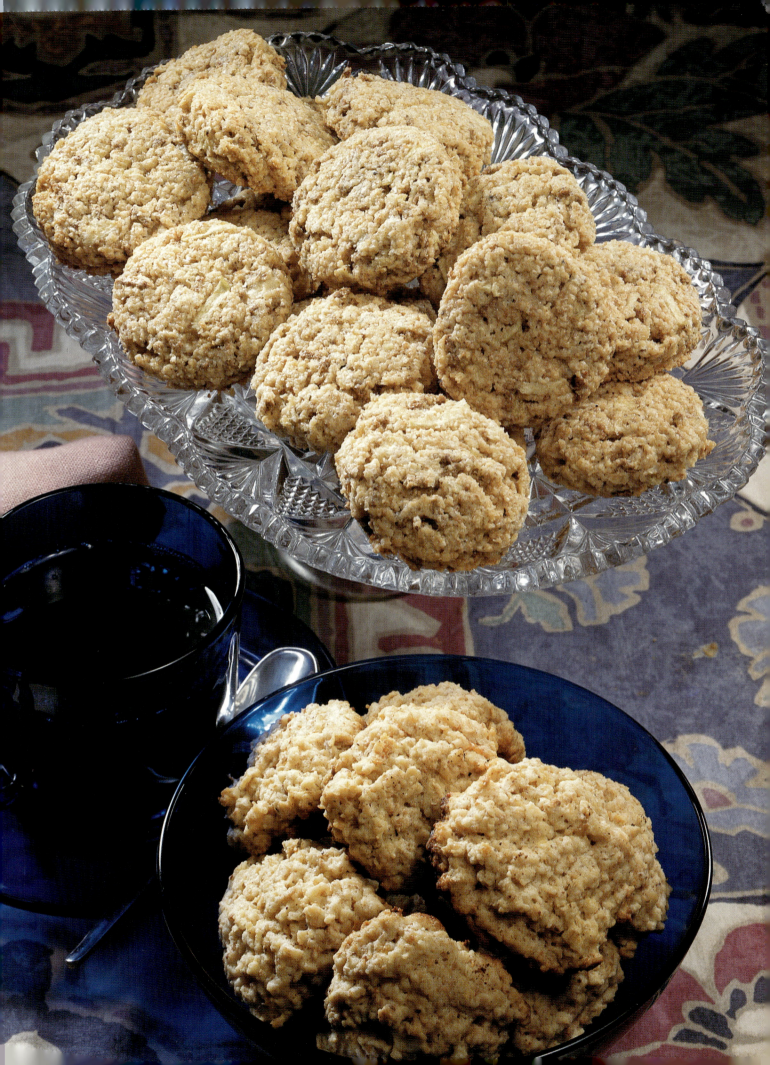

REGISTER VAN RESEPTE